老年人常见疾病预防与护理

袁利国　主　审

方　红　刘瑞明　主　编

史景惠　单　娟　景　丽　副主编

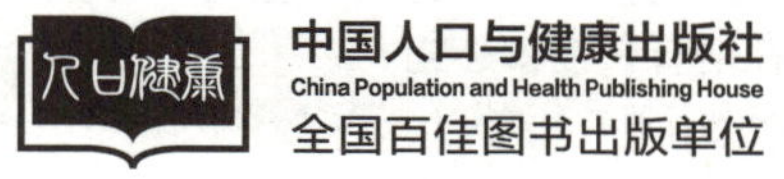

中国人口与健康出版社
China Population and Health Publishing House
全国百佳图书出版单位

图书在版编目（CIP）数据

老年人常见疾病预防与护理 / 方红，刘瑞明主编
. -- 北京：中国人口与健康出版社，2025.2
ISBN 978-7-5101-9739-0

Ⅰ. ①老… Ⅱ. ①方… ②刘… Ⅲ. ①老年病－常见病－预防(卫生)②老年人－护理 Ⅳ. ①R592②R473.59

中国国家版本馆 CIP 数据核字(2024)第 035512 号

老年人常见疾病预防与护理

LAONIANREN CHANGJIAN JIBING YUFANG YU HULI

方红　刘瑞明　主编

责任编辑　杨秋奎
责任设计　刘海刚
责任印制　王艳如　任伟英
出版发行　中国人口与健康出版社
印　　刷　三河市悦鑫印务有限公司
开　　本　787 毫米 × 1092 毫米　1/16
印　　张　12.75
字　　数　318 千字
版　　次　2025 年 2 月第 1 版
印　　次　2025 年 2 月第 1 次印刷
书　　号　ISBN 978-7-5101-9739-0
定　　价　45.00 元

微　信　ID　中国人口与健康出版社
图书订购　中国人口与健康出版社天猫旗舰店
新浪微博　@中国人口与健康出版社
电子信箱　rkcbs@126.com
总编室电话　（010）83519392　　发行部电话　（010）83557247
办公室电话　（010）83519400　　网销部电话　（010）83530809
传　　真　（010）83519400
地　　址　北京市海淀区交大东路甲 36 号
邮　　编　100044

前言

人口老龄化是我国今后相当长一个时期的基本国情，健康服务需求是老年人最急迫、最突出的需求，促进健康老龄化是积极应对人口老龄化的长久之计。推进老年健康预防关口前移，实现“以疾病为中心”向“以健康为中心”转变，是促进健康老龄化的必然要求。

为深入实施积极应对人口老龄化国家战略和新时代人才强国战略，《民政部等 12 部门关于加强养老服务人才队伍建设的意见》（以下简称《意见》）明确提出：“到 2025 年，以养老服务技能人才为重点的养老服务人才队伍规模将进一步壮大、素质稳步提升、结构持续优化。”在提升人才素质能力方面，《意见》要求：加强专业教育培养，大力发展养老服务职业教育，加强养老服务人才培养，强化技术技能培训，开展养老服务人才培训提升行动。

为了促进养老服务行业高水准发展，满足在老年人常见疾病预防与护理方面的需求，编者汇集众多养老服务行业专家的意见，汲取国内外最新研究成果，精心策划和编写了《老年人常见疾病预防与护理》一书。

本书主要具有以下几个特点。

1 立德树人，德技并修

党的二十大报告指出：“育人的根本在于立德。”本书积极贯彻党的二十大精神，坚定践行“立德树人，德技并修”的育人理念，在每个项目前设置“素质目标”，并在正文中穿插设置“养老新视界”等模块，介绍养老服务体系的社会多元保障、养老服务领域的优秀人物和先进事迹，将“尊老、敬老、爱老、助老”理念有机融入课程教学中，引导学生书写养老服务的工匠精神和大爱情怀，践行青年一代的使命担当。

2 校企合作，职业引领

本书由多位养老服务专业教师和长期在一线工作的养老服务从业人员共同编写。在编写过程中，多家养老机构及相关企业提供了有力支持。编者严格遵循行业规范，深入探讨专业育人目标，同时关注学生的学习能力，确保本书内容既能紧贴养老服务工作岗位实际，也能适应学生的认知水平，让学生能够真正学以致用。

3 体例新颖，易教易学

本书采用项目任务式结构编写，每个项目设置项目导读、学习目标、项目检测、项目学习成果评价，每个任务按照“任务导入→知识讲解→任务实施”的形式展开。具体来说，每个项目开始设置“项目导读”，简明扼要地讲述项目设计的背景等，引出项目的主要内容；学习目标分设“知识目标”“技能目标”“素质目标”，为学生指明学习方向；项目最后设置“项目检测”和“项目学习成果评价”，帮助学生检测学习成果、发现自己的不足之处。每个任务开始设置“任务导入”，通过具体的案例引出理论知识，激发学生的学习兴趣；在理论知识讲解部分，穿插“养老小贴士”“养老智慧窗”“养老探索营”等模块，增强学习的趣味性与互动性；每个任务以“任务实施”结尾，让学生通过情景演练、制订护理方案等形式应用所学知识，增强分析与解决问题的能力。

4 平台辅助，资源丰富

本书配有丰富的数字资源，读者可以借助手机或其他移动设备扫描二维码观看微课视频，也可以登录文旌综合教育平台“文旌课堂”查看和下载本书配套资源，如教学课件、课后习题答案等。读者在学习过程中有任何疑问，都可以登录该平台寻求帮助。

此外，本书的编写工作得到河北省教育科学研究“十四五”规划课题“健康管理专业‘开放式教育平台办学模式’研究——京津冀一体化老龄社会服务人才培养”（课题编号：2102079）的支持，在此表示感谢。由于编者水平所限，书中如有疏漏与不妥之处诚请广大读者批评指正。

特别说明：

（1）编者在编写本书的过程中，参考了大量资料并引用了部分文字、图片等。大部分引用的资料已获授权。由于一小部分资料来自网络，我们未能确认出处，也暂时无法联系到原作者。对此，我们深表歉意，并欢迎原作者随时与我们联系，我们将按规定支付相关费用。

（2）本书没有注明资料来源的案例均为编者自编或根据真实事件改编。

本书配套资源下载网址和联系方式

网址：https://www.wenjingketang.com

电话：400-117-9835

邮箱：book@wenjingketang.com

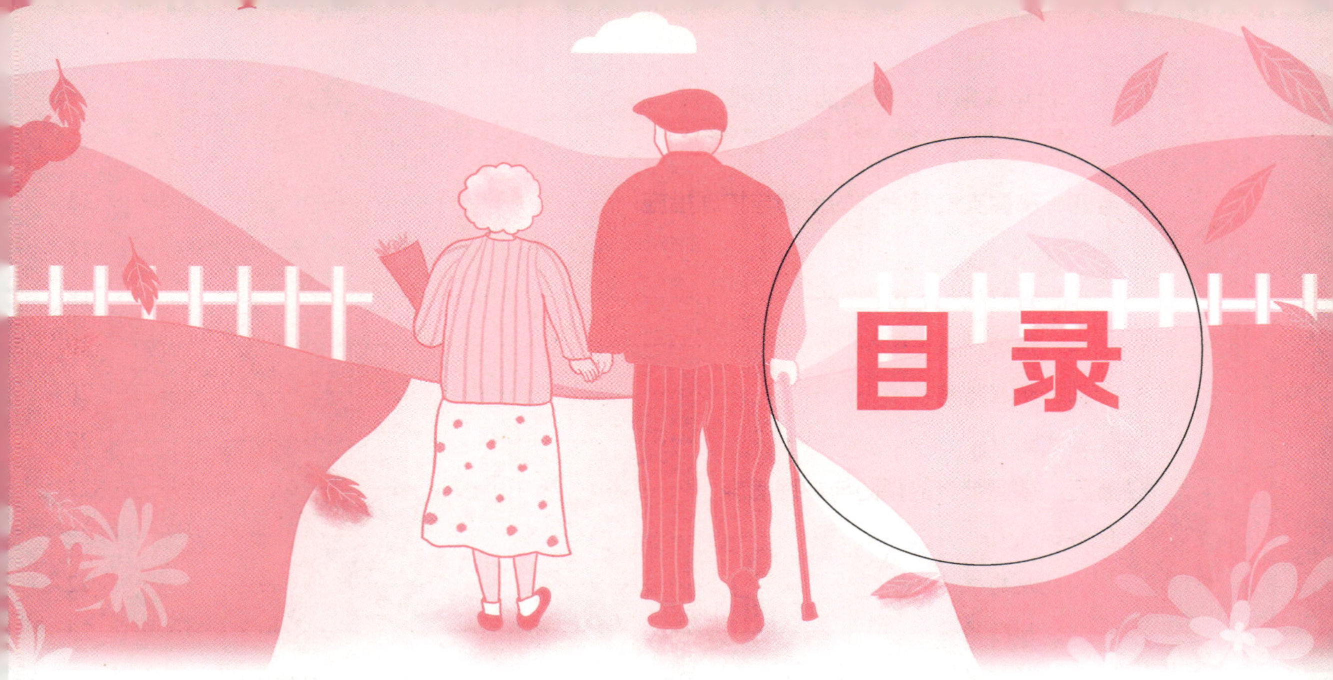
目 录

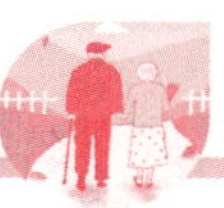

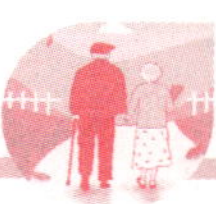

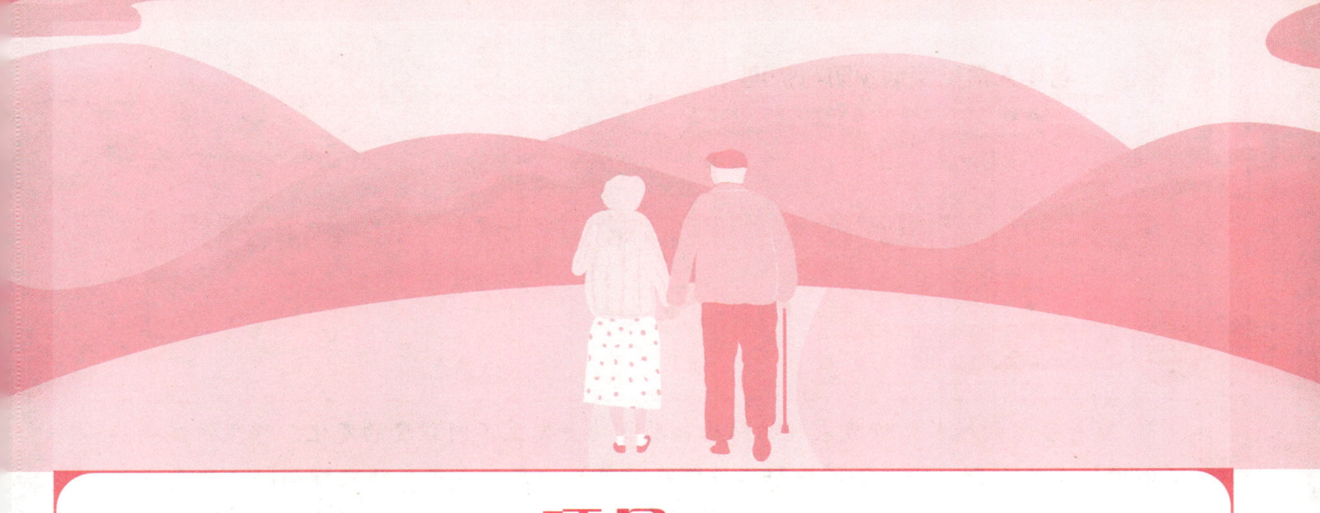

项目一 老年人呼吸系统常见疾病预防与护理

项目导读

呼吸系统疾病是危害我国人民健康的常见疾病。由于老年人的呼吸功能和免疫功能降低，因此他们更易受到呼吸系统疾病的侵扰。常见的呼吸系统疾病包括急性上呼吸道感染、慢性支气管炎、支气管哮喘、肺炎、慢性阻塞性肺疾病等。这些疾病各有其临床特点和治疗方法，且老年人的临床表现往往不典型，治疗效果和预后往往较差。

鉴于老年人呼吸系统疾病的多样性和复杂性，有效的预防措施和及时的护理干预显得尤为重要。本项目将重点介绍老年人呼吸系统几种常见疾病的预防与护理措施，这些措施对提高老年人的健康水平、改善老年人的生活质量、实现健康老龄化具有重要的现实意义。

知识目标

- 掌握呼吸系统疾病常见的症状、体征及其护理措施。
- 熟悉老年人呼吸系统常见疾病的发病原因和症状。
- 了解老年人呼吸系统常见疾病的治疗要点和常见的辅助检查项目。
- 掌握老年人呼吸系统常见疾病的预防和护理措施。

技能目标

- 能够为患有呼吸系统常见疾病的老年人制订合理的护理方案。
- 能够对老年人进行呼吸系统常见疾病的预防宣传，提高老年人的疾病预防意识。

素质目标

- 具备心中有爱、知识扎实、本领过硬的基本素质。
- 在学习中感受职业特点，提高对老年人的护理能力，培养爱岗敬业精神。

任务一　掌握呼吸系统疾病常见症状和体征的护理措施

任务导入

随着年龄的增长，呼吸系统的结构和功能均会发生不同程度的变化，呼吸系统疾病（如慢性支气管炎、肺炎、慢性阻塞性肺疾病等）的发生率也会随之增高。一般来说，呼吸系统疾病典型的症状有咳嗽、胸闷、呼吸不畅等，因此，当老年人出现不明原因的上述症状时，应及时带其就诊，以明确病因并规范治疗，避免延误病情。

仔细阅读并思考：

除材料中所提到的症状外，老年人呼吸系统疾病还有哪些常见症状？老年人出现这些症状时，应如何对其进行护理？

一、咳嗽与咳痰

（一）概述

1．咳嗽

咳嗽是咳嗽感受器受到刺激后引起突然的、剧烈的呼气运动，其是一种反射性防御动作，具有清除呼吸道分泌物和气道内异物的作用。但长期而频繁的咳嗽可促使呼吸道内的感染扩散，导致呼吸道出血，甚至诱发自发性气胸等。咳嗽分为干性咳嗽和湿性咳嗽两类，前者为无痰或痰量甚少的咳嗽，常见于咽炎、急性支气管炎和早期肺癌等疾病；后者伴有咳痰，常见于慢性支气管炎。

2．咳痰

咳痰是借助支气管黏膜上皮的纤毛运动、支气管平滑肌的收缩及咳嗽反射，将呼吸道分泌物经口腔排出体外的动作。

3．发生原因

引发咳嗽和咳痰的因素很多，常见的因素有以下几种：① 感染因素，如上呼吸道感染、支气管炎、支气管扩张症、肺炎、肺结核等；② 理化因素，如肺癌压迫支气管、误吸、各种刺激性气体和粉尘的刺激等；③ 过敏因素，即过敏体质者吸入致敏物，如过敏性鼻炎、支气管哮喘等；④ 其他因素，如胃食管反流病导致的咳嗽、习惯性咳嗽及心理性咳嗽等。

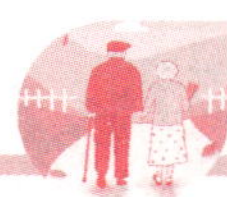

（二）护理措施

1．生活护理

（1）环境护理。养老护理员（以下简称“护理员”）应为老年人提供安静、清洁、舒适的生活环境，定期开窗通风，保持室内空气清新洁净；保持室内温度为22～24℃，湿度为50%～60%。

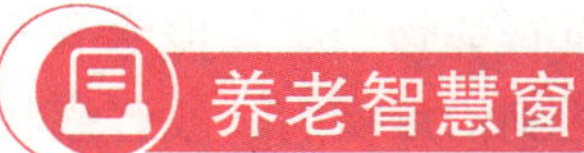

养老智慧窗

为老年人清洁居室环境时，应注意哪些方面？

（1）抹布和拖把不宜过于潮湿。

（2）清扫和擦拭地面时，不要有遗漏的地方。

（3）重点擦拭经常触摸的门把手和灯具开关等。

（4）擦拭计算机、电视屏幕应在关机状态下进行，且擦拭时动作要轻柔。

（5）待房间地面晾干之后，再请老年人进入房间，以免老年人滑倒。

（2）饮食护理。护理员应避免为老年人提供油腻、辛辣的食物；应提供能量充足的食物，因为慢性咳嗽会消耗机体的能量；应适当增加食物中维生素和蛋白质的含量，以增强老年人的免疫力；应给予充足的水分，使老年人每天饮水量达到1.5～2 L。

（3）休息护理。老年人休息时，护理员应保证其体位舒适，并尽量协助其采取坐位或半坐位，以改善其呼吸和咳嗽排痰。

2．病症护理

（1）病情观察。若老年人出现面色苍白、发绀、烦躁不安、神志不清、出冷汗、呼吸急促、痰鸣音，要考虑窒息的可能，应立即吸痰并通知医务人员。

养老小贴士

发绀是指血氧含量不足，血液中脱氧血红蛋白增多，致使皮肤和黏膜呈青紫色改变的一种表现。这种改变常见于皮肤较薄、色素较少和毛细血管较丰富的部位，如口唇、鼻尖、颊部、甲床等。

（2）对症护理。护理员应采取一系列措施，促进老年人有效排痰，主要措施包括有效咳嗽、湿化气道、胸部叩击、体位引流和机械吸痰等。

- 有效咳嗽：指能有效排出痰液的咳嗽，适用于神志清醒且能够配合的老年人。指导老年人尽量采取舒适和放松的体位，其中前倾式坐位是最佳的咳嗽体位，轻微的颈部弯曲更容易咳嗽；先示范并指导老年人进行深而慢的腹式呼吸（具体方法见本项目任务六）5～6 次，可让老年人将手放在腹部，感受呼气时腹肌的收缩；然后深吸气，屏气 3～5 s 后发出急剧的 2～3 次短促有力的咳嗽，咳出痰液。对于腹部肌肉无力，不能有效咳嗽的老年人，在其深吸气准备咳嗽时，护理员可用手自其剑突下向上向里用力推，帮助其快速吸气，引发起咳嗽。

- 湿化气道：适用于痰液黏稠不易咳出的老年人，常见的方法为雾化吸入法。雾化吸入法又称气溶胶吸入疗法，是指使用特制的气溶胶发生装置将药物和水分形成液体或固体微粒，再通过吸入使药物沉积于气道和肺内，从而达到治疗疾病、改善症状的目的。

湿化气道时的注意事项

1. 防止窒息

黏稠的分泌物经湿化膨胀后，如果不能被及时排出，会进一步加重气道狭窄及阻塞，甚至导致窒息死亡。因此，护理员在护理过程中应加强病情观察，尤其是对体弱、咳嗽无力者，必须及时帮其排出痰液。

2. 避免湿化不足及湿化过度

湿化不足会导致气道黏液栓形成，引起气道阻力增加。当老年人出现痰液黏稠，并感觉鼻面部干燥时，应考虑湿化不足。但长时间吸入高湿度的气体同样具有一定的危害性，可能会引起肺萎缩等。当老年人出现频繁咳嗽或痰液稀薄，需要频繁排痰或负压吸引时，常提示湿化过度。

3. 控制湿化温度

湿化温度一般控制在 35～37℃。湿化温度在 30℃以下可引起支气管黏膜纤毛运动减弱，甚至诱发支气管哮喘发作；湿化温度超过 40℃同样会引起支气管黏膜纤毛运动减弱，甚至导致气道灼伤，此时老年人表现为自觉气道灼热感明显，并有出汗、呼吸急促等，严重者可出现高热。

4. 防止感染

护理员应严格消毒湿化装置，更换湿化瓶及湿化液时严格无菌操作。同时，应加强对老年人的口腔护理，避免气道交叉感染。

- 胸部叩击：先利用叩击所产生的振动和重力作用，使滞留在老年人气道内的痰液发生松动，再让老年人以咳嗽的方式将痰液排出体外。

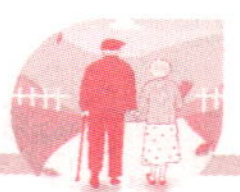

- 体位引流：先根据医嘱，协助老年人采取适当的体位，利用重力作用使老年人受累肺段支气管内的分泌物流向气管；然后让老年人通过咳嗽等方式将痰液排出体外。体位引流的原则是病变部位在高处，引流支气管开口在低处，如图 1-1 所示。

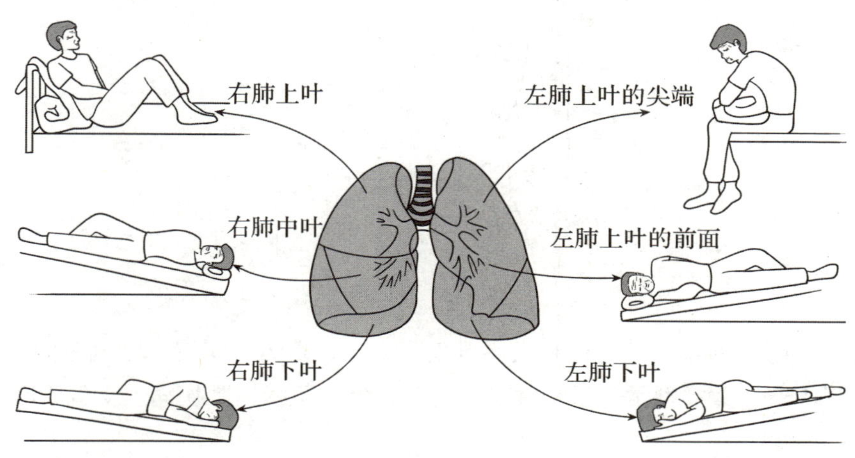

图 1-1　体位引流

- 机械吸痰：适用于痰液黏稠无力咳出、意识不清或建立人工气道的老年人。护理员可遵医嘱经口、鼻腔、气管插管或气管切开处进行负压吸痰。

（3）用药护理。护理员应指导老年人按照医嘱正确服用止咳、祛痰药物，如用药期间老年人出现不良反应，应立即停药，并及时通知医务人员。

二、肺源性呼吸困难

（一）概述

肺源性呼吸困难表现为老年人主观上感到呼吸费力，客观上呼吸运动用力，可伴有呼吸频率、深度、节律的改变，严重时可出现张口呼吸、鼻翼翕动，甚至发绀。

1．发生原因

肺源性呼吸困难主要是由呼吸系统疾病影响肺通气和肺换气所致。

2．类型及特点

根据发生原因，肺源性呼吸困难可分为吸气性呼吸困难、呼气性呼吸困难和混合性呼吸困难。

（1）吸气性呼吸困难。吸气性呼吸困难表现为吸气显著费力。重症者吸气时，呼吸肌用力收缩，胸内负压增高，可出现三凹征，即胸骨上窝、锁骨上窝及肋间隙向内凹陷，如图 1-2 所示。此类型常见于喉部、气管、大支气管的狭窄与阻塞。

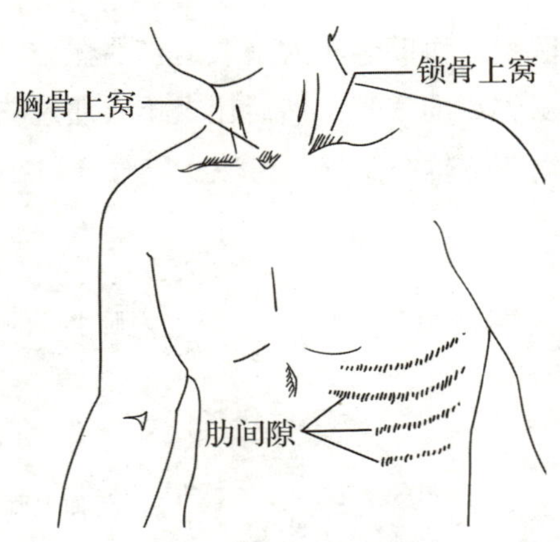

图 1-2　三凹征

（2）呼气性呼吸困难。呼气性呼吸困难表现为呼气费力、缓慢，呼气时间明显延长，常伴有呼气期哮鸣音。此类型常见于慢性支气管炎、慢性阻塞性肺疾病、支气管哮喘等。

养老小贴士

哮鸣音是指用力呼气时气流强力通过狭窄或部分阻塞的气管、支气管时发出的高音调、略带金属声、持续时间长的一种呼吸音，多发生于哮喘发作期。

（3）混合性呼吸困难。混合性呼吸困难表现为吸气和呼气均感费力，呼吸频率增快、深度变浅，可伴有呼吸音异常。此类型常见于重症肺炎、大面积肺栓塞、重症肺结核、大量胸腔积液、气胸等。

（二）护理措施

1．生活护理

（1）环境护理。护理员应保持老年人居室内空气新鲜，温湿度适宜。对患有哮喘的老年人，应避免其室内有过敏原，如尘螨、花粉、动物毛屑、刺激性气体等。

（2）饮食护理。护理员应给予老年人高能量、高维生素、清淡易消化的食物，避免刺激性强、易于产气的食物，以防止便秘。同时要给予充足的水分，以防止痰液黏稠。

（3）休息护理。护理员应协助老年人采取舒适的体位。对因呼吸困难而不能平卧者，可协助其采取半卧位或前倾式坐位，并利用枕头、靠背架或桌板等支撑物来增加老年人的舒适度。此外，应为老年人准备宽松的衣服和轻薄的盖被，以减轻其胸部压力。

测量呼吸的方法

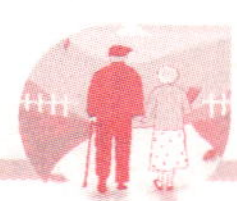

2．病症护理

（1）病情观察。护理员应注意观察并判断老年人呼吸困难的类型，动态评估老年人的呼吸频率、节律及呼吸困难的严重程度，有条件时监测血氧饱和度的变化。

（2）对症护理。

- 保持气道通畅：及时为老年人清除气道分泌物及异物。
- 氧疗及机械通气的护理：氧疗是指通过让老年人吸入高于空气浓度的氧气来纠正其缺氧状态的治疗方式。护理员在老年人氧疗过程中应密切观察氧疗的效果和不良反应（如呼吸增快、烦躁等），发现异常应立即通知医务人员。此外，应注意询问老年人佩戴鼻导管/面罩（见图 1-3）的舒适度，根据压力情况适度调整，以免出现鼻面部压力性损伤等并发症。

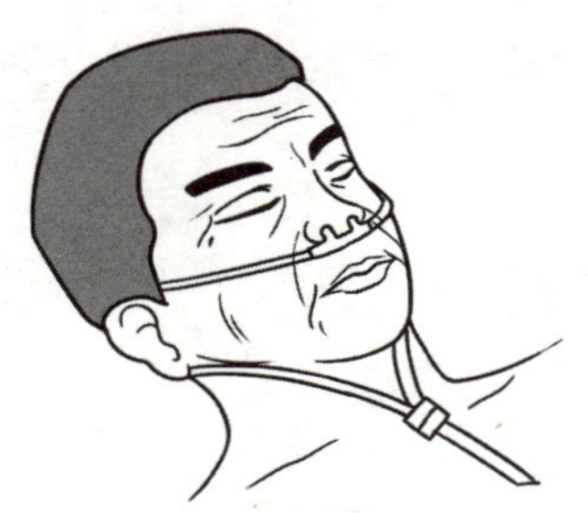

（a）双侧鼻导管给氧法

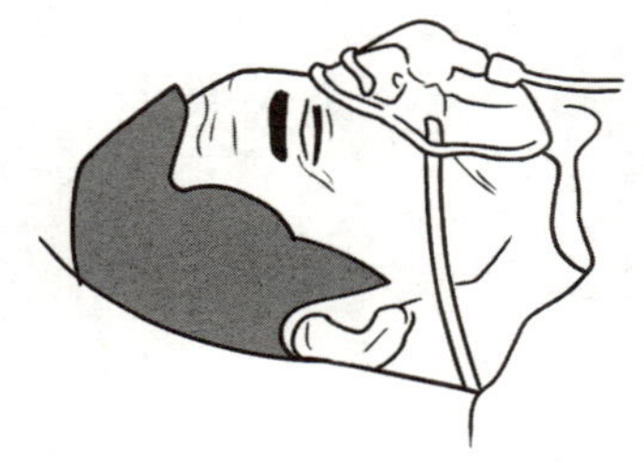

（b）面罩给氧法

图 1-3　常见的给氧方法

- 呼吸功能训练：指导老年人进行腹式呼吸、缩唇呼吸等，以提高其呼吸肌的耐力和力量，改善其呼吸困难症状，具体训练方法详见本项目任务六。
- 制订合理的运动计划：遵医嘱合理安排老年人的休息时间和运动量，并有计划地增加散步、慢跑、打太极拳等运动方式，以提高其肺功能。

（3）用药护理。指导老年人遵医嘱正确使用支气管扩张药、糖皮质激素、抗生素等药物，并注意观察药物的疗效和不良反应。

养老先锋者

社区开展老年人合理用药知识讲座

为关爱辖区内老年人的身心健康，提高老年人对合理看病、就医的认知度，切实做好老年人多重用药规范安全工作，提升老年人用药的安全意识，2023 年 4 月 24 日上午，吉林省长春市长春经济开发区某社区邀请长春医学高等专科学校的王老师，在社区服务中心举办了老年人合理用药知识讲座，共有 50 多名社区老年人参加了此次讲座。

在讲座中，王老师深入浅出地讲解了生病后就医、用药的方法及注意事项。王老师指出，老年人用药是一个相当复杂的问题，应兼顾老年人的特点。医生应针对老年人的病情选用安全、疗效确定、不良反应相对较少的药品进行治疗；药师应告知老年人用药的注意事项，帮助其更安全、合理地使用药品，减少不良反应的发生率；老年人在用药过程中必须严格遵从医嘱，以保证治疗效果。只有医生、药师、老年人三方携手努力，才能更好地保障用药安全。

此外，王老师还与老年人进行了现场互动，结合自己日常工作中经常遇到的老年人不合理用药现象，用通俗易懂的语言讲述了药品的获得、使用、储存等基础知识。在场的老年人专注倾听，认真做笔记，并提出了自己日常用药的疑惑。通过王老师的讲解，在场的老年人都收获满满。

资料来源：王丽双，《情暖东方·社区服务篇——老年人合理用药知识讲座》，长春经济技术开发区管理委员会官网，2023 年 4 月 24 日，有改动

三、咯血

（一）概述

咯血是指喉及喉以下的呼吸道和肺组织破裂出血，通过咳嗽动作将血液经口腔咯出。小量咯血可仅表现为痰中带血；当发生大量咯血时，血从口鼻涌出，严重者可阻塞呼吸道，导致窒息甚至死亡。

1．发生原因

引起咯血的原因很多，以呼吸系统疾病多见，如支气管扩张症和慢性支气管炎等支气管疾病，以及肺炎、肺结核等肺部疾病。在我国，引起咯血的首要原因为肺结核。

2．发生特点

老年人发生咯血前常有喉部发痒、胸闷、咳嗽等先兆症状，咯出的血液多呈鲜红色、混有痰液或泡沫。咯血量的标准尚无明确的界定，临床上一般分为痰中带血、小量咯血（每天咯血量低于 100 mL）、中等量咯血（每天咯血量为 100～500 mL）和大量咯血（每天咯血量多于 500 mL 或一次咯血量多于 100 mL）。大量咯血主要见于支气管扩张症、空洞性肺结核和慢性肺脓肿，咯血者常伴有脉搏细速、呼吸急促、面色苍白、出冷汗、紧张不安及恐惧感。

（二）护理措施

1．生活护理

（1）环境护理。护理员应为老年人提供安静、清洁、舒适的环境，保持室内温度为 22～24℃，湿度为 50%～60%。同时，每天早晚应消毒室内空气，避免老年人发生肺内感染等并发症。

（2）饮食护理。护理员应积极为老年人提供营养支持。对大量咯血的老年人，禁食期

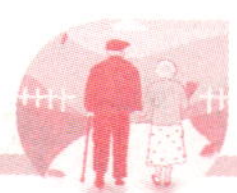

间，医务人员会给予其肠外营养（通过静脉输入机体代谢所需的各种营养素的营养支持疗法）；当病情好转允许进食时，护理员应遵医嘱给予老年人温凉、高蛋白、高能量、易消化的食物。

（3）休息护理。当老年人出现咯血时，护理员应尽量安排其静卧休息，避免搬动，可协助其采取患侧卧位，减少患侧胸部的活动度，既可防止病灶向健侧扩散，又有利于健侧肺的通气功能。

2．病症护理

（1）病情观察。护理员应密切观察老年人的生命体征及意识变化，尤其是血压、脉搏、呼吸的变化；应密切观察老年人咯血的颜色、性状、量及出血的速度。此外，应注意观察老年人有无气促、呼吸困难、面色苍白、出冷汗、烦躁不安等窒息征象。

（2）预防窒息。护理员应鼓励老年人及时将血和痰液咳出，嘱其不要屏气，以免诱发喉痉挛，导致气道阻塞而发生窒息；咯血期间，应尽可能减少对老年人不必要的搬动，以免途中因颠簸而加重出血，导致窒息。

养老小贴士

喉痉挛是指喉部肌肉反射性痉挛收缩。喉痉挛可使声带内收，声门部分或完全关闭，从而导致患者出现不同程度的呼吸困难，甚至气道完全阻塞。

养老智慧窗

如何对咯血窒息的老年人进行初步抢救？

发生大咯血的老年人出现窒息征象时，应当立即通知医务人员，并可适当采取以下抢救措施：① 为老年人采取头低脚高 45°俯卧位，将其头偏向一侧，轻拍其背部，以迅速排出在气道和口咽部的血块，或直接刺激老年人的咽部使其咳出血块，条件允许时用吸痰器进行负压吸引；② 条件允许时，给予高浓度吸氧。

任务实施

呼吸系统疾病模拟教学

【任务背景】

通过学习本任务，相信同学们对呼吸系统疾病常见症状和体征有了一定的了解。为了帮助同学们巩固所学知识，更好地学习后续内容，同时激发同学们主动拓展相关知识的积极

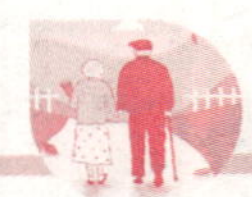

性，请同学们从老师的视角，为大家“上”一堂课。

【任务要求】

（1）以小组为单位，每组 6～8 人，小组分工明确，保证各组员均可有效参与其中。

（2）根据本任务所学知识，制作教案和教学 PPT。

（3）教案内容要贴合本任务学习内容，可适当延伸、拓展和举例，但必须保证内容准确。教学 PPT 应图文并茂，内容准确，文字简洁，通俗易懂。

（4）教案和教学 PPT 制作完成后，各组派 1 名代表在班内模拟教学，由任课教师评分。

任务二　掌握急性上呼吸道感染的预防与护理措施

任务导入

李奶奶是一位独居的 65 岁老年人。两天前，因气温突然下降，李奶奶受凉并出现咳嗽、咳白色黏痰，伴有流鼻涕、咽喉痛的症状，但是她并未重视这件事。今天早上起床后，李奶奶咳嗽、咳痰加重，并出现高热寒战、全身疼痛等症状，且全身乏力、呼吸急促，她立即打电话给社区养老服务中心寻求帮助。工作人员立即陪同李奶奶前往医院就医。经检查，医生诊断李奶奶为急性上呼吸道感染。为了让李奶奶早日康复，社区养老服务中心派护理员小张为李奶奶提供专业的护理措施。

仔细阅读上述案例并思考：

你在日常生活中有没有接触过急性上呼吸道感染患者？如果你是小张，你认为应该为李奶奶提供哪些护理措施？

一、疾病概述

急性上呼吸道感染简称“上感”，是鼻腔、咽或喉部急性炎症的总称。此类疾病具有较强的传染性，可通过含有病毒的飞沫或被污染的手和用具传播，多为散发，但在气候突然变化时可引起局部小规模的流行。多数患者预后良好，少数可出现严重并发症。此外，由于病毒表面抗原易发生变异产生新的亚型，因此同一个人一年内可多次发病。

（一）发病原因

70%～80%的急性上呼吸道感染由病毒感染引起，20%～30%由细菌感染引起，后者可直接发生或继发于病毒感染。当老年人机体或呼吸道局部防御功能降低时（如受凉、淋雨、过度疲劳等），原已存在于上呼吸道或从外界侵入的病毒或细菌可迅速繁殖引起疾病。

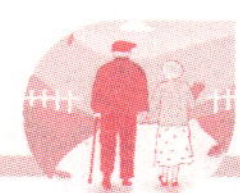

（二）症状

1. 普通感冒

普通感冒多为病毒感染所致，好发于冬春季节。该病起病较急，初期表现为咳嗽、咽干、咽痒或烧灼感，继而出现鼻塞、喷嚏、流涕，可伴咽痛、呼吸不畅、流泪、头痛、声音嘶哑等。患者一般无发热及全身症状，严重者偶有发热、轻度畏寒和头痛等。

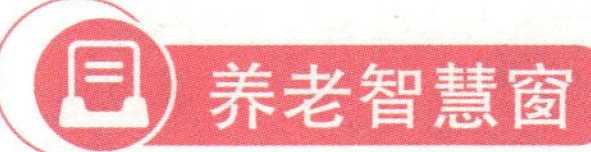

养老智慧窗

普通感冒和流感有何区别？

1. 病原体不同

普通感冒是由多种病毒引起的常见呼吸道感染性疾病。流感是由流感病毒引起的急性呼吸道感染，是一种传染性强、传播速度快的疾病。常见的流感病毒有甲型、乙型、丙型流感病毒，国外也称为 A 型、B 型、C 型流感病毒。

2. 症状不同

普通感冒的症状相对较轻，成年人通常不伴有发热。流感一般起病急，以急性高热（体温可高达 38～41℃）、全身疼痛、明显乏力和轻度呼吸道症状为特点。轻症流感患者一般 2～3 天后自愈，重者上呼吸道症状及乏力可持续 2 周左右。

3. 传染性不同

普通感冒全年皆可发病，冬春季较多，没有流行的特性。流感病毒容易变异，传播迅速，每年均可引起季节性流行。流感病毒可通过呼吸道和接触传播，患者咳嗽、打喷嚏时会经飞沫传染给别人，尤其在学校、托育机构和养老院等人群聚集的场所容易暴发。

2. 炎症反应

（1）急性病毒性咽炎：多发于冬春季节，主要表现为咽部发痒和烧灼感，咽痛不明显。

（2）急性病毒性喉炎：主要表现为声音嘶哑、讲话困难、咳嗽伴咽痛，常伴有发热症状。

（3）急性疱疹性咽峡炎：主要表现为明显咽痛、发热，病程大约持续 1 周。

（4）急性咽结膜炎：主要表现为发热、咽痛、畏光、流泪等。

（5）急性咽-扁桃体炎：起病较急，主要表现为咽痛、畏寒、发热，体温可高于 39℃。

（三）常见的辅助检查

急性上呼吸道感染常见的辅助检查有血常规检查和病原学检查。

养老小贴士

血常规检查是指检测外周血血红蛋白浓度及血细胞分类、数量和形态变化等的检查方法。

病原学检查是指使用各种方法检测人体内细菌、病毒、真菌及寄生虫感染情况的检查方法。

（四）治疗要点

对于急性上呼吸道病毒感染，目前尚无特异的治疗药物，一般以对症处理为主，辅以中医治疗，同时积极预防继发细菌感染。如并发细菌感染，则根据病原学检查结果选用青霉素类、头孢菌素类或大环内酯类抗菌药物。

以小组为单位，查阅资料并讨论常用感冒药的区别。

二、预防措施

（1）督促老年人积极参加体育锻炼，增强体质。可指导老年人根据自身情况选择合适的体育运动，如做健身操、打太极拳、跑步等；可指导老年人增加耐寒训练，如冷水洗脸等。

（2）气温变化时，嘱老年人谨慎增减衣物，避免受凉。

（3）疾病高发季节到来前，及时带老年人接种流感疫苗；疾病高发季节可用板蓝根、野菊花、桑叶等中草药熬汤供老年人饮用。

（4）改善环境卫生，减少室内外空气污染。同时尽可能减少老年人在室内公共场所接触急性上呼吸道感染患者，避免交叉感染。

（5）一旦老年人出现急性上呼吸道感染症状，应尽早带其就医，及时控制病情发展。

三、护理措施

（一）生活护理

1．环境护理

护理员应经常为老年人的居室通风换气，保持其室内空气清新，温度、湿度适宜。

2．饮食护理

护理员应为老年人提供清淡、易消化、高能量、高维生素、低脂的流质或半流质食物，

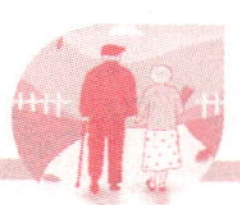

避免刺激性食物；应嘱老年人多饮水，以利于痰液稀释；应为老年人提供充足的水果和蔬菜，以补充足量的维生素，预防便秘。

3．休息护理

护理员应安排老年人多加休息，不可使其过度劳累。对发热的老年人，应以卧床休息为主。

（二）病症护理

1．病情观察

护理员应监测老年人的生命体征，注意观察其意识状态、有无发绀和尿量的变化。

2．对症护理

当老年人体温超过39℃时，护理员可对其进行物理降温，如头部冷敷、温水或乙醇擦浴等，必要时遵医嘱应用药物降温，注意观察降温效果并记录。当老年人发生寒战时，可用热水袋为其保暖。当老年人退热后大汗淋漓时，应及时为其擦干汗液、更换衣服及被褥、补充水分。对有咳嗽、咳痰症状的老年人，应鼓励和协助其有效咳嗽、咳痰。例如，根据病情适当采取胸部叩击、雾化吸入等措施，必要时可遵医嘱为其机械吸痰。

3．用药护理

护理员应督促老年人按时服药，并注意观察药物的疗效和不良反应。如果老年人用药72 h后病情仍无明显好转，应及时将其送往医院治疗。

4．防止交叉感染

护理员应注意隔离老年人，减少探视，避免交叉感染。同时，对老年人使用的个人用品，应按规定定期消毒处理，或为老年人准备一次性用品。

（三）心理护理

护理员应注意老年人的心理变化，及时给予疏导，使其保持心情愉快，以最佳状态接受治疗。

任务实施

角色扮演活动：护理急性上呼吸道感染的老年人

【任务要求】

（1）以小组为单位，每组6～8人，并选出1名小组长。

（2）各组根据本任务所学知识，设计剧本并分配角色，角色包括老年患者、医生、护理员等，内容以护理员遵医嘱护理患有急性上呼吸道感染的老年人为主。

（3）组长负责给组员分配不同的角色。为了确保表演的顺利进行，还可以安排2名组员分别担任导演和旁白，负责引导剧情发展和解释背景知识。

（4）各组依次上台表演。一组表演时，其他各组认真观看并做好记录。表演结束后，各组选派 1 名代表点评。

（5）全部表演结束后，任课教师给予最终反馈，指出各组的优点和不足之处，帮助学生更好地理解急性上呼吸道感染的护理方法。

任务三　掌握慢性支气管炎的预防与护理措施

任务导入

李爷爷是一位退休教师，约 40 年吸烟史，每天吸烟量约为 1 包。近年来，他经常感到胸闷、气短，尤其是在劳累时或秋冬季节，咳嗽和咳痰的症状更为严重，甚至伴有发热症状。起初，他并未对此给予足够的重视，但随着症状的加重，他开始寻求医疗与护理措施。

仔细阅读上述案例并思考：

1. 李爷爷出现这些症状的原因可能是什么？

2. 如果后续李爷爷选择入住医养结合型养老机构来获得专业护理，针对李爷爷的身体状况，养老机构可为他提供哪些护理措施？

一、疾病概述

慢性支气管炎，简称“慢支”，是指气管、支气管黏膜及其周围组织的慢性非特异性炎症。该病进展缓慢，以咳嗽、咳痰为主要症状，可伴有喘息，多见于老年人。每年发病持续 3 个月，连续 2 年或 2 年以上。

（一）发病原因

1．吸烟

吸烟与慢性支气管炎的发生有密切关系。吸烟时间越长、吸烟量越大，患慢性支气管的概率越大。

2．感染因素

病毒、支原体、细菌感染等是慢性支气管炎发生发展的重要原因之一，这些感染因素都可以造成气管、支气管黏膜的损伤和慢性炎症。

3．气候因素

寒冷常为慢性支气管炎发作的重要诱因，所以慢性支气管炎发病及急性加重常见于冬季。

4．理化因素

过度吸入粉尘、工业废气等均可能引发慢性支气管炎，这是由于其中的有害物质可使气

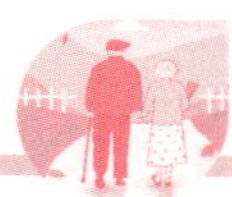

道净化能力下降、黏液分泌增多，为细菌感染创造条件。

（二）症状

慢性支气管炎的主要症状为咳嗽、咳痰。咳嗽主要发生在晨间，睡眠时可有阵咳，冬春季节会加重。咳痰多发生在清晨，排出的痰液一般为白色黏液或泡沫样痰。

（三）常见的辅助检查

慢性支气管炎常见的辅助检查项目有胸部X线检查、肺功能检查、血常规检查和痰液检查等。

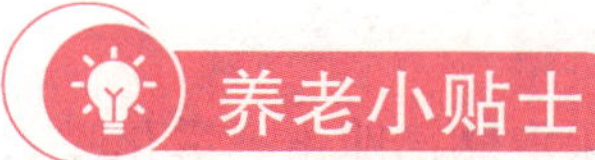

肺功能检查是指对肺通气和肺换气功能的检查。通过检查可以对肺做出质与量的评价，明确肺部病理变化对功能损伤的程度和类型，提示并指导进一步的诊疗计划。

（四）治疗要点

慢性支气管炎的治疗措施主要为控制感染、镇咳祛痰和解痉平喘。一般应用口服抗生素来控制感染，病情严重时可静脉给药；控制感染的同时应用镇咳祛痰药物，尤其是对无力咳嗽或痰液量较多者，应以祛痰为主。此外，还可应用支气管扩张药平喘。

二、预防措施

（1）督促老年人戒烟对预防慢性支气管炎来说尤为重要。

（2）加强身体锻炼可以提高老年人对疾病的抵抗能力。护理员应协助老年人多进行有氧运动，如慢跑、打太极拳等，运动强度以不疲劳为宜。

（3）嘱老年人注意气温变化，防止感冒；感冒流行季节尽量不去公共场所，以避免感染。

（4）经常为老年人的居室开窗通风，保持其室内空气新鲜，并避免其吸入油烟、煤烟等刺激性气体。

三、护理措施

（一）生活护理

1. 环境护理

护理员应保持老年人居室内空气清新，通风良好，避免烟雾、粉尘和刺激性气体对呼吸道的影响；保持室内温度为22～24℃，湿度为50%～60%。

2．饮食护理

护理员应为老年人提供高蛋白、高能量、高维生素、低脂、清淡、易消化的食物，如瘦肉、蛋、奶、鱼、新鲜的水果和蔬菜等；应让老年人少食多餐，每餐不宜过饱；应为老年人提供足量的水，每天饮水量达到 1.5～2 L。

（二）病症护理

1．病情观察

护理员应监测老年人的生命体征、意识状态、咳嗽和咳痰等情况，注意观察其有无呼吸困难、有无发绀及尿量的变化。

2．对症护理

护理员应鼓励和协助老年人有效咳嗽、咳痰，例如，根据病情采取胸部叩击、雾化吸入等措施，必要时可给予吸痰和吸氧。

3．用药护理

护理员应提醒老年人按时服用抗生素、支气管扩张药、祛痰药等，并注意观察药物的疗效和不良反应，如口干、恶心、腹胀、头痛等。

（三）心理护理

慢性支气管炎的治疗是长期持续的，因此，护理员要注意加强对老年人的心理护理。例如，帮助老年人了解自己的病情、了解疾病的相关知识，以减轻其紧张、焦虑、恐惧等心理，帮助其树立治疗的信心。

养老新视界

应对人口老龄化，国家正在做这些准备

为积极应对人口老龄化，2019 年，中共中央、国务院印发《国家积极应对人口老龄化中长期规划》（以下简称《规划》）。《规划》明确指出：“到 2022 年，我国积极应对人口老龄化的制度框架初步建立；到 2035 年，积极应对人口老龄化的制度安排更加科学有效；到本世纪中叶，与社会主义现代化强国相适应的应对人口老龄化制度安排成熟完备。”

这些目标如何落实？《规划》从以下五个方面作出部署。

1．夯实应对人口老龄化的社会财富储备

通过扩大总量、优化结构、提高效益，实现经济发展与人口老龄化相适应。通过完善国民收入分配体系，优化政府、企业、居民之间的分配格局，稳步增加养老财富储备。健全更加公平、更可持续的社会保障制度，持续增进全体人民的福祉。

2．改善人口老龄化背景下的劳动力有效供给

通过提高出生人口素质、提升新增劳动力质量、构建老有所学的终身学习体系，提

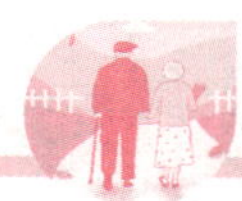

高我国人力资源整体素质。推进人力资源开发利用，实现更高质量和更加充分就业，确保积极应对人口老龄化的人力资源总量足、素质高。

3．打造高质量的为老服务和产品供给体系

积极推进健康中国建设，建立和完善包括健康教育、预防保健、疾病诊治、康复护理、长期照护、安宁疗护的综合、连续的老年健康服务体系。健全以居家为基础、社区为依托、机构充分发展、医养有机结合的多层次养老服务体系，多渠道、多领域扩大适老产品和服务供给，提升产品和服务质量。

4．强化应对人口老龄化的科技创新能力

深入实施创新驱动发展战略，把技术创新作为积极应对人口老龄化的第一动力和战略支撑，全面提升国民经济产业体系智能化水平。提高老年服务科技化、信息化水平，加大老年健康科技支撑力度，加强老年辅助技术研发和应用。

5．构建养老、孝老、敬老的社会环境

强化应对人口老龄化的法治环境，保障老年人合法权益。构建家庭支持体系，建设老年友好型社会，形成老年人、家庭、社会、政府共同参与的良好氛围。

资料来源：戴萌萌，《应对人口老龄化，国家正在做这些准备》，央视网，2019 年 11 月 22 日，有改动

任务实施

为张爷爷制订护理方案

【任务背景】

张爷爷，70 岁，儿女均在外地，平时自己独居。因近期身体状况欠佳，张爷爷的儿女找了护理员小李来照顾他。在照顾张爷爷的过程中，小李发现张爷爷近几日总是咳嗽，且有加重趋势。询问得知，张爷爷 15 年前受凉后出现咳嗽、咳痰，给予对症治疗后好转。但从那以后，每逢劳累、气候变化或者受凉，都会有咳嗽、咳痰加重的情况，每年秋冬季节尤为明显，且每次可持续 3～4 个月。医生说他这种情况是慢性支气管炎所致。

【任务要求】

（1）请根据本任务所学知识，结合上述背景，以 6～8 人为一组，帮助小李为张爷爷制订一份个性化的护理方案，并形成书面内容。

（2）各组派 1 人上台分享本组制订的护理方案，由任课教师进行评分。

任务四　掌握支气管哮喘的预防与护理措施

任务导入

1998年12月11日，在西班牙巴塞罗那举行的第二届世界哮喘会议的开幕式上，全球哮喘防治创议委员会与欧洲呼吸学会代表世界卫生组织提出开展世界哮喘日活动，增强患者及公众对哮喘的防治和管理，并将当天作为第一个世界哮喘日。从2000年起，世界哮喘日更改为每年5月的第一个周二。

仔细阅读上述材料并思考：

什么是哮喘，其有哪些症状，如何才能预防哮喘的发生？

一、疾病概述

支气管哮喘简称"哮喘"，是一种以慢性气道炎症和气道高反应性为特征的慢性非特异性炎症性疾病。目前，我国已成为全球哮喘病死率最高的国家之一。老年哮喘是指60岁及以上老年人所患的哮喘，根据发病时间，可分为早发性和晚发性两类：前者是指青少年期发病迁延至老年期；后者是指60岁以后新发的哮喘。

养老小贴士

气道高反应性是指气道对各种刺激因子呈现的高度敏感状态，表现为机体接触刺激因子时气道出现过强或过早的收缩反应。该反应可引起气道狭窄和气道阻力增加，从而引发咳嗽、胸闷、呼吸困难和喘息等症状。

（一）发病原因

1．遗传因素

哮喘是一种具有遗传倾向的疾病，具有家族聚集现象，且亲缘关系越近，患病率越高。

2．环境因素

引起哮喘发作的环境因素可分为变应原性因素和非变应原性因素。变应原性因素包括各种过敏原，如尘螨、花粉、甲醛、鱼、虾和药物（如阿司匹林、抗生素）等；非变应原性因素包括大气污染、吸烟、运动和肥胖等。

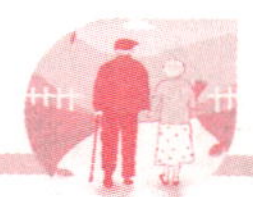

（二）症状

哮喘的主要症状为伴有哮鸣音的呼气性呼吸困难，可伴有气促、胸闷或咳嗽。夜间及凌晨发作或加重是哮喘的重要特征。这些症状可在数分钟内发作，并持续数小时至数天，可经平喘药物治疗后缓解或自行缓解。

（三）常见的辅助检查

哮喘常见的辅助检查项目有痰液检查、肺功能检查、胸部X线检查及变应原检测等。

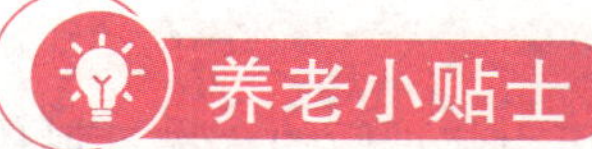

变应原检测是指对引起变态反应（过敏反应）的抗原进行检测的方法，常用于确定过敏性疾病患者的致敏物质，有助于指导患者预防和治疗过敏性疾病。

（四）治疗要点

目前，哮喘尚不能根治，但长期、有效、规范化的治疗可使大多数患者得到良好或完全的控制，常见的治疗方法有以下两种。

1．脱离致敏因素

部分患者哮喘发作的过敏原或其他致敏因素能被找到，使患者脱离并长期避免接触这些致敏因素是防治哮喘最有效的方法。

2．药物治疗

治疗哮喘的药物分为控制药物和缓解药物。控制药物即抗炎药，是需要长期使用的药物，主要用于治疗气道慢性炎症，维持哮喘的临床控制。缓解药物即解痉平喘药，是按需使用的药物，能迅速解除支气管痉挛从而缓解哮喘症状。目前控制哮喘最有效的药物是糖皮质激素。

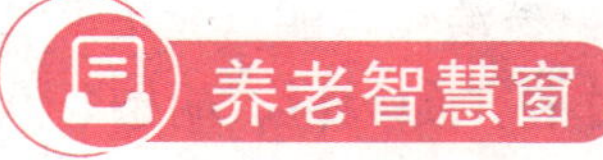

糖皮质激素的用法用量

糖皮质激素是通过作用于气道炎症形成过程中的诸多环节来控制气道炎症的。其给药途径分为吸入给药、口服给药和静脉给药。

1．吸入给药

吸入型糖皮质激素是目前哮喘长期治疗的首选药物。常用药物有倍氯米松、布地奈德、氟替卡松、莫米松等，通常需遵医嘱规律吸入1～2周或以上方能起效。

2．口服给药

口服给药常用泼尼松和泼尼松龙，起始剂量为30～60 mg/d，症状缓解后逐渐减量至

≤10 mg/d，之后停用，改用吸入剂。

3．静脉给药

重度或严重哮喘发作时应及早给予静脉注射激素，常用琥珀酸氢化可的松 100～400 mg/d 或甲泼尼龙 80～160 mg/d。无激素依赖倾向者可在短期（3～5 d）内停药；有激素依赖倾向者应适当延长给药时间，症状缓解后逐渐减量，之后改口服和吸入剂维持。

二、预防措施

（1）指导老年人有效避免可诱发哮喘发作的各种危险因素，如可引起过敏的食物、刺激性气体、强烈的情绪波动和剧烈运动等。

（2）天气转凉时，嘱老年人戴围巾或口罩，避免冷空气刺激。

（3）积极预防呼吸道感染。

（4）对有吸烟、饮酒习惯的老年人，应督促其戒烟、戒酒。

（5）嘱老年人在日常饮食中多食用新鲜的水果和蔬菜，保持规律进食、少食多餐等良好的饮食习惯。

三、护理措施

（一）生活护理

1．环境护理

对有明确过敏原的老年人，护理员应尽快使其脱离过敏原，并提供安静、舒适、温湿度适宜的环境，保持室内清洁、空气流通。此外，应注意不宜在老年人居室内摆放花草、地毯，避免为老年人使用皮毛、羽绒或蚕丝织物等。

2．饮食护理

不适当的饮食可诱发或加重哮喘，护理员应为老年人提供清淡、易消化、能量充足的食物，避免提供硬、冷、油煎食物，更要避免提供刺激性的食物和作料，如辣椒、胡椒、八角、茴香等。同时，还要注意避免提供可能诱发支气管哮喘的食物，如油菜花、黄花菜、虾皮、虾米、螃蟹等。对有烟酒嗜好者，应劝其戒烟、戒酒。

（二）病症护理

1．病情观察

护理员应注意观察老年人哮喘发作的前驱症状，如鼻咽痒、喷嚏、流涕等黏膜过敏症状。老年人哮喘发作时，应注意观察其意识状态、呼吸频率和深度。

2．对症护理

老年人哮喘发作时，护理员应协助其采取舒适的坐位、半卧位，或在床上放置小桌，使其能伏案休息，减少体力消耗。对哮喘发作严重的老年人，应遵医嘱给予低流量吸氧，注意

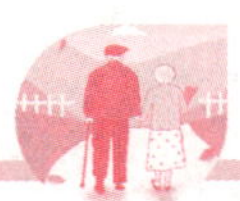

吸入的气体应适当加温、加湿。

3．用药护理

老年人需使用定量吸入器时，护理员应指导其按照正确的方法使用，同时应加强观察老年人用药后的不良反应。例如，糖皮质激素的主要不良反应为口腔感染、声音嘶哑和呼吸道不适等。此外，某些吸入剂的味道较为刺激，应告知老年人尽量在饭后使用，且用药后立即用清水反复漱口。

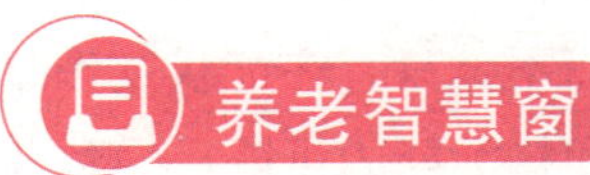

定量吸入器的正确使用方法

定量吸入器（见图 1-4）是由压力罐、定量阀门、喷嘴等器件组成的一种给药装置，它的正确使用是保证吸入治疗成功的关键，其具体使用方法如下：① 打开盖子，摇匀药液；② 深呼气至不能再呼时张口，将吸入器的喷嘴置于口中；③ 双唇包住喷嘴，以慢而深的方式经口吸气，同时以手指按压阀门喷药，至吸气末屏气 10 s，使较小的雾粒沉降在气道远端；④ 缓慢呼气，休息 3 min 后可重复使用 1 次。定量吸入器的使用方法如图 1-5 所示。

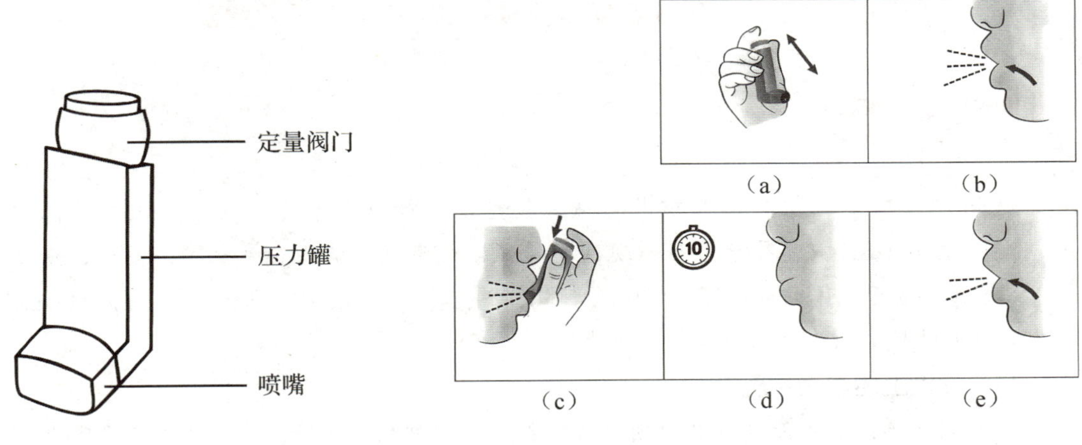

图 1-4　定量吸入器

图 1-5　定量吸入器的使用方法

（三）心理护理

老年人哮喘反复发作可能会有抑郁、焦虑、恐惧等心理反应，并可能伴有社会适应能力下降、自信心下降、交际减少等表现。护理员应充分利用社会支持系统，动员老年人的家属及朋友为老年人提供支持，使其保持乐观的情绪。此外，转移老年人的注意力，如引导其多参加体育锻炼、听音乐、下棋、看书等，也可有效减轻其不良心理反应。

任务实施

老年哮喘患者药物使用情况调查

【任务背景】

哮喘是一种长期的慢性气道炎症，症状减轻并不意味着炎症完全消失，气道炎症可能仍然会持续存在，需要患者坚持长期规范用药，保持治疗的连贯性，而不是只有在症状发作时才用药。随着年龄的增长，老年人的生理机能逐渐衰退，药物代谢和排泄能力下降，导致药物在体内停留时间延长，增加不良反应的风险。因此，合理、规范地用药对于老年人来说尤为重要。

【任务要求】

（1）以小组为单位，每组 6～8 人。

（2）各组成员通过问卷调查、实地走访等形式，了解周边社区老年哮喘患者的用药情况，包括他们对药物的名称和作用、用药方式、用药周期及常见不良反应的认知情况等。

（3）各组整理所得资料，并查阅相关资料，写一份调查报告，提交给任课教师评分。

任务五　掌握肺炎的预防与护理措施

任务导入

赵奶奶，74 岁，因“间断咳嗽、咳痰数月余，加重 1 个月”就诊。医生询问得知，赵奶奶于 10 天前受凉感冒后出现间断咳嗽、咳痰（痰液为白色黏痰，量少，易咳出），发热、盗汗，体温最高可达 39℃，伴畏寒、寒战，无恶心、呕吐等不适。结合胸部 CT 检查结果，医生诊断赵奶奶为肺炎。

仔细阅读上述案例并思考：

赵奶奶所患疾病可能是什么原因导致的？结合赵奶奶的症状，你认为她需要哪些护理措施？

一、疾病概述

肺炎是指发生于终末气道、肺泡和肺间质的炎症。肺炎是呼吸系统的常见病，且多见于 60 岁及以上的老年人，尽管新的强效抗生素和有效疫苗不断投入临床应用，但其发病率和病死率仍很高，原因可能在于人口老龄化、病原体的变异、医院获得性肺炎发病率增高和不

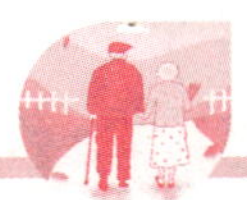

合理应用抗生素引起细菌耐药性增高。

（一）发病原因

肺炎以感染为最常见病因，如细菌感染、病毒感染、真菌感染和寄生虫感染等。此外，还有理化因素、免疫损伤、过敏及药物等因素。

（二）症状

肺炎一般急性起病，典型表现为突然畏寒、发热，或先有短暂的上呼吸道感染史，随后开始咳嗽、咳痰或原有呼吸道症状加重，并出现脓性痰或血痰，伴或不伴胸痛。病变范围大者可有呼吸困难、发绀。由于老年患者免疫力降低，其病情易迁延不愈，且容易发生呼吸衰竭甚至死亡。

（三）常见的辅助检查

肺炎常见的辅助检查项目有血常规检查、细菌学检查、胸部 CT 检查、胸部 X 线检查等。

（四）治疗要点

1．抗感染治疗

抗感染是肺炎治疗的最主要环节。一经确诊，应立即给予抗生素治疗，治疗原则为早期、足量、联合用药。所用抗生素应根据患者的致病菌及药物敏感试验结果选择，常用的药物有青霉素、氨苄西林、红霉素、克林霉素等。重症者应适当延长疗程。

2．对症和支持治疗

对症和支持治疗措施包括祛痰、降温、吸氧、维持水电解质平衡、改善营养及加强机体的免疫力等。

二、预防措施

（1）嘱老年人在生活中避免上呼吸道感染、淋雨受寒、过度疲劳、醉酒等诱因。

（2）嘱老年人加强体育锻炼，在不产生疲劳的前提下适当进行散步、做健身操等有氧运动。

（3）对于长期卧床的老年人，应定时为其改变体位、翻身、胸部叩击，以及时排出痰液。

（4）及时带老年人（尤其是患有慢性病的老年人）接种流感疫苗、肺炎疫苗等。

三、护理措施

（一）生活护理

1．环境护理

护理员应为老年人提供空气新鲜、安静舒适的生活环境，保持室内通风，并维持适宜的

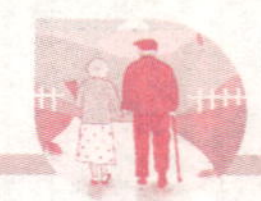

温湿度。

2．饮食护理

护理员应为老年人提供清淡、易消化、高能量、高蛋白、高维生素的食物，以增强其体质和免疫力；应鼓励老年人多饮水，以稀释痰液。此外，应保持老年人口腔的清洁卫生，以防止感染，并增进其食欲。

3．休息护理

对于高热的老年人，护理员应安排其卧床休息，以减少氧气和体力需求，缓解头痛、肌肉酸痛等症状。

（二）病症护理

1．病情观察

护理员应监测老年人的血压、脉搏、体温、呼吸、神态等变化，一旦发现异常，应立即通知医务人员处理。

2．发热护理

对于发热的老年人，护理员可采取温水擦浴、局部放置冰袋或为其佩戴冰帽等物理降温措施，防止其虚脱；必要时遵医嘱使用退热药物。当老年人因退热而出汗时，应及时为其擦拭并更换衣服，避免受凉。同时嘱老年人多饮水，补充因发热而丢失的水分。

3．用药护理

护理员应督促老年人按时服药，同时密切观察药物的疗效和不良反应。此外，对于静脉输液治疗的老年人，应注意观察输液速度，避免过快，尤其是患有心脏病的老年人。

4．并发症的护理

老年人可能会并发感染性休克，护理员要注意观察老年人的病情变化，若其出现体温骤升骤降、面色苍白、脉搏细速、呼吸浅快、尿量较少等早期休克征象，要立即通知医务人员，并积极采取初步抢救措施。例如，为老年人采取仰卧中凹位，头胸部抬高约 20°，下肢抬高约 30°，以利于呼吸和静脉血回流；条件允许时，迅速给予高流量（4～6 L/min）吸氧，增加血氧含量，改善组织器官的缺氧情况。

养老小贴士

休克好转的有效指标是皮肤转为红润，脉搏逐渐恢复，呼吸平稳，血压回升，尿量增多。

（三）心理护理

老年人多伴有其他基础疾病，更容易情绪低落，因此护理员要重视对其的心理护理，应鼓励其正确地面对疾病，正视疾病治疗中所遇到的困难，多给予其关心和安慰，帮助其消除

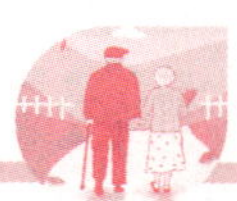

焦虑、恐惧等悲观情绪，使其以积极的心态接纳并应对疾病。

任务实施

“科学防治肺炎，安享美好晚年”健康知识宣传活动

【任务目的】

通过制作肺炎健康知识宣传手册帮助学生梳理、归纳和掌握本任务所学知识，加深对这些知识的理解和记忆。

【任务要求】

（1）以小组为单位，每组6～8人。

（2）小组讨论并查阅相关资料，整合关于老年人肺炎的各种信息，包括病因、症状、预防及护理措施等，配以图片，以清晰、准确的方式呈现出来。制作完成后打印装订成册。

（3）以小组为单位，选取当地一家养老院，向老年人讲解手册的内容，使其了解肺炎防治的相关知识。

任务六　掌握慢性阻塞性肺疾病的预防与护理措施

任务导入

慢性阻塞性肺疾病是全球第三大死因，同时，它也是全球健康状况不佳的第七大原因。在高收入国家，吸烟是导致慢性阻塞性肺疾病的主要因素，70%以上的病例有吸烟史。而在低收入和中等收入国家，除吸烟外，家庭空气污染也是一个重要的危险因素，占30%～40%。

仔细阅读上述资料并思考：

还有哪些因素会引发慢性阻塞性肺疾病，你认为应为患有该病的老年人采取哪些护理措施？

一、疾病概述

慢性阻塞性肺疾病简称“慢阻肺”，是一种以持续存在的气流受限为特征，以逐渐进展的咳嗽、咳痰、气急为主要症状的呼吸系统常见疾病。慢阻肺是老年人的常见病和多发病，且其患病率往往随着年龄的增长而增高。

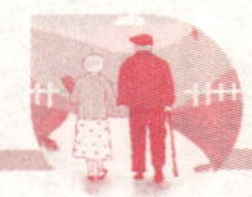

（一）发病原因

慢阻肺的病因与慢性支气管炎相似，可能是多种环境因素（如吸烟、职业粉尘暴露等）与机体自身因素（如免疫力低下）长期相互作用的结果。

（二）症状

慢性咳嗽通常是慢阻肺的首发症状，常表现为晨间咳嗽明显，夜间阵咳或咳痰，随病程发展可终身不愈。慢阻肺患者的痰液一般为白色黏液性或泡沫样痰，偶可带血丝，清晨排痰较多，急性发作期痰量会增多，且可有脓性痰。气短或呼吸困难是慢阻肺的标志性症状，早期常在较剧烈活动时出现，后期逐渐加重，在日常活动甚至休息时也会出现。重度或病情急性加重的患者可出现喘息和胸闷，晚期患者还可出现体重下降、食欲不振和营养不良。

（三）常见的辅助检查

慢阻肺常见的辅助检查项目有肺功能检查、胸部 CT 检查和动脉血气分析等。

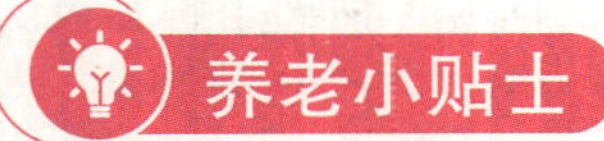
养老小贴士

动脉血气分析是指检测与分析动脉血中的 pH 值、氧分压和二氧化碳分压的方法。

（四）治疗要点

1．控制感染

慢阻肺需抗感染治疗，根据致病菌和药物敏感情况选用抗生素，一般口服，病情严重时可静脉给药。

2．促进气道通畅

为使患者气道通畅，需使用支气管扩张药和祛痰药治疗，痰液黏稠者还会给予雾化吸入治疗，喘息明显者给予糖皮质激素，但不宜使用镇咳药止咳，否则不利于痰液咳出。

3．长期氧疗

长期氧疗可延缓疾病的进展，提高患者的生活质量和生存率。一般给予患者鼻导管吸氧，氧流量为 1～2 L/min，避免氧浓度过高，时间通常保持在 15 h/d。

二、预防措施

（1）戒烟是预防慢阻肺的重要措施。护理员应向老年人讲解吸烟对呼吸道的危害，督促老年人戒烟。有条件者可以考虑使用辅助药物。

（2）控制环境污染，减少老年人对有害气体、粉尘及烟雾的吸入。

（3）防治呼吸道感染对预防慢阻肺也十分重要。在呼吸道传染病流行期间，尽量避免让老年人到人群密集的公共场所；潮湿、大风、严寒气候时，避免让老年人在室外活动，并根

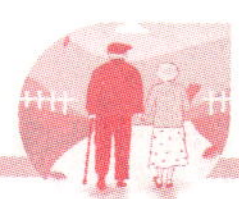

据气候变化及时为其增减衣物，避免受凉感冒。

（4）慢性支气管炎是慢阻肺的高危因素，对患有慢性支气管炎的老年人，应定期带其检查肺功能，以尽早发现异常并及时采取干预措施。

三、护理措施

（一）生活护理

1．环境护理

护理员应定时为老年人的居室通风换气，以避免烟雾、粉尘和刺激性气体对老年人的呼吸道造成影响。

2．饮食护理

多数慢阻肺老年人体弱消瘦、营养不良，护理员要合理调配饮食，增加其营养摄入，为其提供清淡易消化的高蛋白、高能量、高维生素的流质或半流质食物，避免提供辛辣刺激、油腻和易致过敏的食物，如鱼、虾、蟹等。此外，长期卧床的老年人肠蠕动功能降低，活动减少，为防止其便秘，应为其提供水果和蔬菜等富含膳食纤维的食物。

3．休息护理

急性加重期的老年人应卧床休息，护理员应协助其采取舒适体位。对重症患者，应让其采取身体前倾位，使辅助呼吸肌参与呼吸。此外，应视病情安排适当的活动，以老年人不感到疲劳、不加重症状为宜。

（二）病症护理

1．病情观察

护理员应注意监测老年人的体温、脉搏、呼吸、血压，尤其要重点观察呼吸，评估呼吸困难的程度，以及时发现病情变化。此外，还应密切观察咳嗽、咳痰的情况，包括痰液的颜色、量及性状，以及咳痰是否顺畅。

2．对症护理

（1）保持呼吸道通畅。护理员应鼓励和协助老年人有效咳嗽、咳痰。例如，根据病情采取胸部叩击、雾化吸入等措施，必要时可给予吸痰和吸氧。

（2）氧疗的护理。对呼吸困难伴低氧血症的老年人，遵医嘱给予氧疗，并注意观察氧疗效果。氧疗有效的表现如下：呼吸困难减轻，呼吸频率减慢，发绀症状减轻，心率减慢，活动耐力增加。

（3）呼吸功能训练。慢阻肺老年患者需要增加呼吸频率来代偿呼吸困难，这种代偿多数依赖于辅助呼吸肌参与呼吸，即胸式呼吸。然而，胸式呼吸的效率低于腹式呼吸，容易让老年人感到疲劳，因此，护理员应指导老年人进行呼吸功能训练，如缩唇呼吸、腹式呼吸等，以加强呼吸肌的耐力，改善呼吸功能。

呼吸操

- 缩唇呼吸：先闭嘴经鼻吸气，然后通过缩唇（吹口哨状）缓慢呼气，同时收缩腹部，如图 1-6 所示。缩唇呼吸时，吸气与呼气的时间比通常为 1∶2 或 1∶3。
- 腹式呼吸：采取立位、平卧位或半卧位（两手可分别放于前胸部和上腹部）。首先，用鼻缓慢吸气，使膈肌最大程度地下降、腹肌舒张、腹部凸出（手可感到腹部向上抬起）；然后，经口呼气，使腹肌收缩、膈肌舒张并上抬，推动肺部气体排出（手可感到腹部下降），如图 1-7 所示。

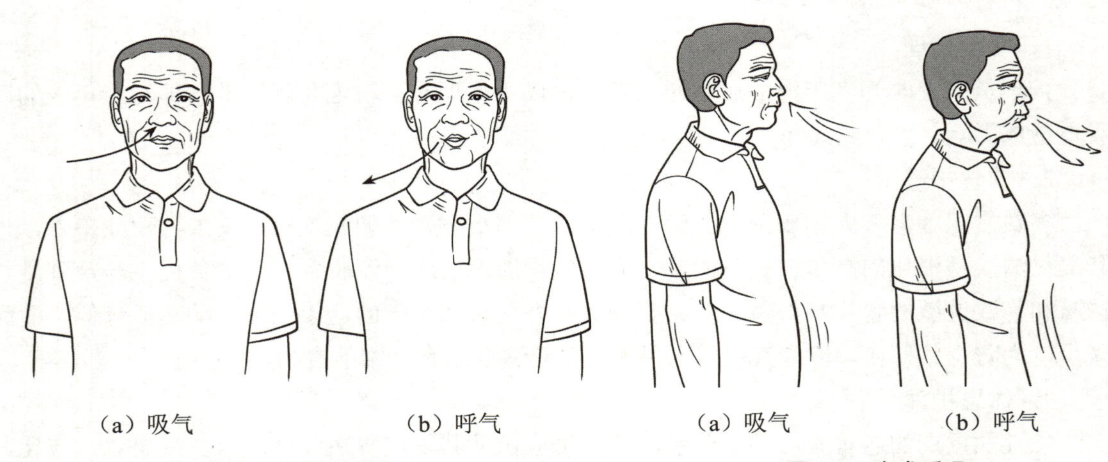

（a）吸气　（b）呼气

图 1-6　缩唇呼吸

（a）吸气　（b）呼气

图 1-7　腹式呼吸

3．用药护理

护理员应严格遵医嘱控制老年人的药物剂量和给药途径，不随意更改药量、终止用药或自行购药，同时应注意观察药物是否起到作用及有无不良反应出现。若老年人需肌内、静脉给药，要注意观察注射部位有无红肿、硬结等。

（三）心理护理

老年人因长期患病、社会活动减少等易失去自信，出现焦虑和抑郁等心理，部分老年人甚至不愿意配合治疗，护理员应帮助其消除焦虑情绪，增强战胜疾病的信心。例如，可指导老年人通过听轻音乐、下棋、看书等休闲娱乐活动分散注意力，减轻焦虑。

任务实施

呼吸新境界：慢阻肺防治与健康生活

【任务背景】

世界卫生组织将每年 11 月第三周的周三定为世界慢阻肺日，其宗旨是帮助人们提高对慢阻肺的认识，改善慢阻肺诊断不足和治疗不力的现状。世界慢阻肺日致力于向那些可能患有慢阻肺但尚未被诊断出的人们强调：有效的防治可以让可能患有慢阻肺的老年人感觉更

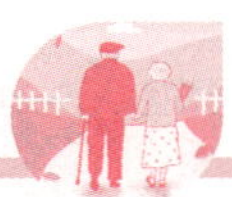

好，生活质量更高。

【任务要求】

（1）以小组为单位，根据本任务所学知识，结合任务背景，并查阅相关资料，针对老年人慢阻肺防治的相关问题，以“呼吸新境界：慢阻肺防治与健康生活”为主题，准备一份演讲稿。

（2）自行选择学校附近的一个社区或养老机构，为老年人开展一次主题讲座。

任务七　掌握睡眠呼吸暂停低通气综合征的预防与护理措施

任务导入

王爷爷，70岁，因“间断打鼾1月余”到医院就诊。王爷爷自述入院前1个月无明显诱因出现夜间睡眠打鼾，伴有呼吸暂停，晨起头痛、乏力，记忆力下降，注意力不集中，白天嗜睡，无夜间睡眠憋醒，无胸闷、气短等不适。综合相关检查，医生诊断王爷爷为睡眠呼吸暂停低通气综合征。

仔细阅读上述案例并思考：

你听说过睡眠呼吸暂停低通气综合征吗？根据王爷爷的描述，你认为他可能需要哪些护理措施？

一、疾病概述

睡眠呼吸暂停低通气综合征是指在睡眠过程中呼吸暂停次数达30次及以上，每次呼吸暂停时间持续10 s及以上，导致机体发生低氧血症、高碳酸血症，并伴有嗜睡等症状的一组综合征。同时，睡眠呼吸暂停低通气综合征是老年高血压、冠心病、心力衰竭及脑卒中等疾病的独立危险因素。

（一）发病原因

随着年龄的增长，睡眠呼吸暂停低通气综合征的患病率也会增加，其中男性患病率明显高于女性，女性绝经后患病率有所增加；肥胖者更易发病，这是由于肥胖会导致气道狭窄、鼻和咽喉结构异常、鼻息肉、咽壁肥厚、软腭松弛、扁桃体肥大、巨舌等，从而影响气道通畅。此外，有大量饮酒或吸烟习惯者、经常服用镇静催眠类药物者也有一定的患病率。

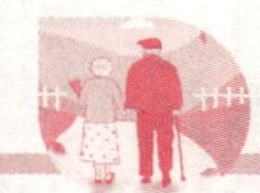

（二）症状

1．夜间表现

（1）打鼾：几乎所有的患者都会出现打鼾。典型表现为鼾声响亮且不规律，伴有间歇的呼吸停止。夜间或晨起口干是患者自我发现夜间打鼾的可靠征象。

（2）呼吸暂停：为该病的主要症状，每次持续 10 s 及以上，偶尔会长达 2 min 甚至更长，多随着大喘气、憋醒或响亮的鼾声而终止。

（3）憋醒：少数患者会突然憋醒坐起，自感胸闷、心慌，深呼吸后可缓解。

（4）多动不安：由于缺氧，患者睡眠时会有多动不安、频繁翻身、肢体舞动，甚至因窒息而挣扎。

2．白天表现

（1）嗜睡：入睡快是较明显的征象，轻者表现为日常工作和学习时困倦、瞌睡，严重者在吃饭或与人说话时就可入睡。

（2）疲倦乏力：尽管睡眠充分，患者仍常感到疲倦乏力。

（3）认知障碍：表现为注意力不集中，精细操作能力下降，记忆力、判断力和反应能力下降。

（4）晨起头痛：以隐痛多见，不剧烈，可持续 1～2 h。

（三）常见的辅助检查

多导睡眠监测是确诊睡眠呼吸暂停低通气综合征及其严重程度分级的“金标准”，并可用于评价各种治疗手段的疗效。

养老小贴士

多导睡眠监测可同步记录患者睡眠时的脑电图、肌电图、心电图、口鼻气流量、胸腹呼吸运动情况、动脉血氧饱和度等多项指标，医务人员借助它可准确了解患者睡眠时呼吸暂停及通气的情况，并能确定病情的轻重程度，如表 1-1 所示。

表 1-1　睡眠呼吸暂停低通气综合征病情分度

病情分度	呼吸暂停低通气指数/（次·h^{-1}）	夜间最低血氧饱和度/%
轻度	5～15	85～90
中度	15～30	80～85
重度	＞30	＜80

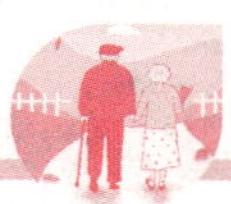

（四）治疗要点

1．氧疗

氧疗可以纠正低氧血症，可降低患者呼吸暂停和低通气的次数。对于神经肌肉疾病患者，氧疗却有可能加重其高碳酸血症，故此类患者有氧疗指征时，一般会与无创正压通气治疗结合进行。

2．无创正压通气治疗

无创正压通气是指无须建立人工气道（如气管插管、气管切开等），经鼻罩或面罩连接呼吸机进行的正压通气方式。该治疗是目前公认的治疗睡眠呼吸暂停低通气综合征的首选方法。

二、预防措施

（1）指导老年人养成良好的生活习惯，如戒烟、戒酒、调整睡眠姿势、避免睡前服用镇静催眠类药物等。

（2）指导患者家属夜间睡眠时注意观察老年人的鼾声、憋气及睡眠呼吸暂停的变化情况，以及时发现、尽早治疗。

（3）肥胖是引起睡眠呼吸暂停的主要原因之一，护理员应让肥胖的老年人适当增加运动，以调整机体的脂肪分布，从而预防疾病的发生。

三、护理措施

（一）生活护理

1．活动护理

护理员应指导老年人适当进行体育和呼吸锻炼，以提高呼吸肌的耐力。

2．饮食护理

护理员不宜让老年人晚餐吃得过饱，以免影响呼吸时膈肌的运动。

3．休息护理

护理员应嘱老年人休息时维持侧卧位，或头朝向一侧，且枕头不宜过高。

（二）病症护理

1．病情观察

护理员应严密观察老年人睡眠状态下的呼吸节律和深浅度、打鼾情况，特别是在夜间0:00以后（尤其是2:00—5:00），更应加强巡视。同时，应注意老年人白天是否有经常打瞌睡甚至嗜睡的情况。

2．对症护理

对于无创正压通气治疗的老年人，护理员应在每次使用鼻罩或面罩之前为其洗脸，并注意使用海绵垫，防止皮肤破损。此外，应保证其夜间的治疗时间在 4 h 以上。

（三）心理护理

有些老年人难以接受夜间使用呼吸机，护理员应为其讲解疾病的危害及治疗原理，以减轻其恐惧、焦虑与不适心理。

任务实施

照顾王奶奶

【任务背景】

王奶奶近段时间总是出现夜间打鼾、呼吸暂停的情况，且白天经常困倦，记忆力和注意力也大不如前，遂决定去医院诊治。经检查，医生诊断王奶奶为“睡眠呼吸暂停低通气综合征”。医生建议王奶奶进行无创正压通气治疗，但这是一个长期的过程，且需要每天坚持。王奶奶的儿女均在外地工作，对其身体状况十分担心却无能为力，最终决定让王奶奶入住医养结合的养老机构接受更好的专业护理。

【任务要求】

（1）以小组为单位，每组 6～8 人。

（2）组内成员根据任务导入和任务实施的情景，结合本任务所学内容，扩写情景剧剧本，剧本内容应包括护理员对王奶奶日常生活、病症及心理等方面的护理。

（3）各组派两人上台表演，一人扮演王奶奶、一人扮演护理员。演练完成后，任课教师点评。

项目检测

一、填空题

1．老年人呼吸系统疾病常见的症状和体征有__________、__________和__________。

2．促进老年人有效排痰的方式有__________、__________、__________、__________、和__________。

3．若患有肺炎的老年人并发感染性休克，护理员应为其采取__________位，头胸部抬高约__________，下肢抬高约__________。

4．睡眠呼吸暂停低通气综合征的夜间表现有________、________、________和________。

二、判断题

1．治疗普通感冒必须使用抗生素。（　　）

2．对患有慢性支气管炎的老年人，护理员应保持室内温度在 16～22℃。（　　）

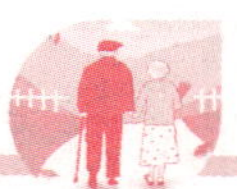

3．有效咳嗽适用于意识清醒且能够配合的老年人。（　　）

4．早发性哮喘是指 60 岁以后新发的哮喘。（　　）

5．脱离并长期避免接触致敏因素是防治哮喘最有效的方法。（　　）

6．过敏是肺炎最常见的病因。（　　）

7．抗感染是肺炎治疗的主要环节。（　　）

8．气短或呼吸困难是慢阻肺的首发症状。（　　）

9．对于无创正压通气治疗的老年人，应保证其夜间的治疗时间在 4 h 以上。（　　）

三、简答题

1．简述肺源性呼吸困难的类型及各自的特点。

2．简述引起支气管哮喘发作的环境因素。

3．简述慢阻肺老年患者氧疗的护理措施。

四、案例分析题

张爷爷，65 岁，4 天前受凉后咳嗽、咳白色脓痰，咳嗽时伴有右侧胸痛，自服阿莫西林后症状无好转。因近两日咳嗽、咳痰加重，出现高热、寒战，伴有头痛、全身疼痛，遂入院就诊。自述既往体健，无传染病史，无药物过敏史，吸烟 30 年，每天 1 包。胸部 X 线示：双肺下部有不规则斑片状阴影。

请回答以下问题：

1．初步判断张爷爷的疾病。

2．请简述该病的治疗要点。

3．请为张爷爷制订护理方案。

项目学习成果评价

请各位同学根据表 1-2 的评价标准，结合自己的课上学习情况、任务实施和项目检测的完成情况，评价本项目的学习成果，并请任课教师评价打分。

表 1-2　项目学习成果评价表

<table>
<tr><td>班级</td><td></td><td>组号</td><td></td><td>日期</td><td colspan="2"></td></tr>
<tr><td>姓名</td><td></td><td>学号</td><td></td><td>任课教师</td><td colspan="2"></td></tr>
<tr><td>项目名称</td><td colspan="6">老年人呼吸系统常见疾病预防与护理</td></tr>
<tr><td rowspan="2">评价项目</td><td colspan="3" rowspan="2">评价标准</td><td rowspan="2">分值</td><td colspan="2">评分</td></tr>
<tr><td>自评分</td><td>师评分</td></tr>
<tr><td rowspan="4">知识</td><td colspan="3">掌握老年人呼吸系统疾病常见的症状和体征及其护理措施</td><td>15</td><td></td><td></td></tr>
<tr><td colspan="3">掌握老年人呼吸系统常见疾病的预防和护理措施</td><td>15</td><td></td><td></td></tr>
<tr><td colspan="3">熟悉老年人呼吸系统常见疾病的发病原因和症状</td><td>10</td><td></td><td></td></tr>
<tr><td colspan="3">了解老年人呼吸系统常见疾病的治疗要点和常见的辅助检查项目</td><td>5</td><td></td><td></td></tr>
<tr><td rowspan="2">技能</td><td colspan="3">能够对老年人进行呼吸系统常见疾病的健康教育</td><td>15</td><td></td><td></td></tr>
<tr><td colspan="3">能为患有呼吸系统常见疾病的老年人制订合理的护理方案</td><td>20</td><td></td><td></td></tr>
<tr><td rowspan="2">素养</td><td colspan="3">能够传承中华传统美德，具备尊老、爱老、敬老、孝老和助老理念</td><td>10</td><td></td><td></td></tr>
<tr><td colspan="3">能够自觉投身养老护理行业，努力成长为有理想、有责任、有担当的“青春养老人”</td><td>10</td><td></td><td></td></tr>
<tr><td colspan="4">合计</td><td>100</td><td></td><td></td></tr>
<tr><td colspan="4">总分（自评分×40%＋师评分×60%）</td><td colspan="3"></td></tr>
<tr><td>自我评价</td><td colspan="6"></td></tr>
<tr><td>教师评价</td><td colspan="6"></td></tr>
</table>

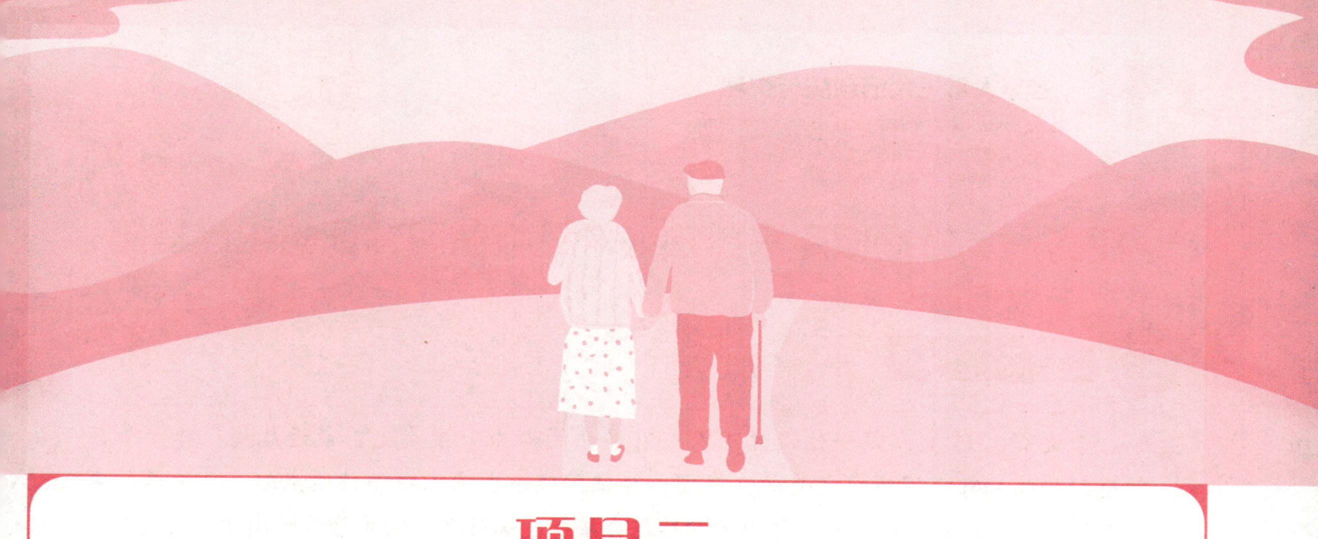

项目二
老年人循环系统常见疾病预防与护理

项目导读

老年人的循环系统就像是一个经历了无数风雨的老旧铁路运输系统，虽然依旧在运行，但速度和运载量已经大不如前。随着时间的推移，心脏这个“火车头”可能会变得动力不足，血管这些“铁轨”可能会变得弯曲、狭窄、“锈迹斑斑”（动脉粥样硬化），从而阻碍血液这列“火车”的顺畅通行。

硬件系统的老化，可能会导致一系列运输障碍，如“调度混乱”（心律失常）、“运载负荷过重”（高血压）、“交通瘫痪”（心力衰竭）等。尽可能地保持这个“铁路运输”系统的畅通无阻，让“火车”能够平稳而安全地行驶到最后的终点站，是护理员的重要任务之一。

知识目标

- 掌握循环系统疾病常见的症状、体征及其护理措施。
- 熟悉老年人循环系统常见疾病的发病原因和症状。
- 了解老年人循环系统常见疾病的治疗要点和常见的辅助检查项目。
- 掌握老年人循环系统常见疾病的预防和护理措施。

技能目标

- 能够为患有循环系统疾病的老年人制订合理的护理方案。
- 能够遵医嘱指导老年人正确应用循环系统疾病治疗药物。

素质目标

- 具有关爱、尊重患病老年人的职业素养，能够根据老年人生理、心理和社会等方面的需求，为老年人提供全方位的服务。

任务一　掌握循环系统疾病常见症状和体征的护理措施

任务导入

李大爷，75岁，是一位退休工人，有多年的心血管疾病史。最近几周，李大爷经常感到胸痛和呼吸困难，尤其是在夜间，经常因躺下无法入睡而被迫坐起。李大爷的家人也注意到他经常只进行轻微体力活动后就会累得气喘吁吁，需要很长时间才能缓过来。

仔细阅读上述案例并思考：

李大爷的呼吸有何特点，这与他的心血管疾病是否有关，应如何对李大爷进行护理？

一、心源性呼吸困难

心源性呼吸困难是指各种心血管疾病引起的呼吸困难。

（一）概述

1．发生原因

最常见的发生原因是左心衰竭引起的肺淤血，亦见于右心衰竭、心包积液、心脏压塞。

2．发生特点

（1）劳力性呼吸困难。劳力性呼吸困难常为左心衰竭最早出现的症状，通常在体力活动时发生或加重，休息后缓解或消失，随着病情加重，在轻微体力活动时即可出现。引起劳力性呼吸困难的体力活动包括上楼、步行、穿衣、洗漱、吃饭、讲话等一般日常活动。

（2）夜间阵发性呼吸困难。夜间阵发性呼吸困难是心源性呼吸困难的特征之一，表现为夜间入睡后突然因胸闷、气急而憋醒、被迫坐起、呼吸深快。轻者数分钟至数十分钟后症状逐渐缓解；重者可伴有咳嗽、咳白色泡沫样痰、气喘、发绀、肺部哮鸣音等，称为心源性哮喘。

（3）端坐呼吸。端坐呼吸为严重肺淤血的表现，即在静息状态下仍觉呼吸困难、不能平卧。病情由轻到重依次表现为高枕卧位缓解、半坐卧位缓解、端坐位缓解、双下肢下垂好转。

（二）护理措施

1．生活护理

（1）环境护理。护理员应维持室内环境安静，以利于老年人休息；适当开窗通风，每次持续15～30 min，但注意不要让风直吹老年人。

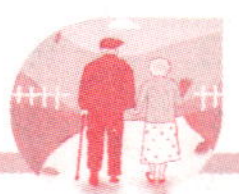

（2）活动护理。

- 评估活动耐力：护理员应评估老年人的心功能状态，判断其活动受限程度；应了解老年人既往活动的类型、强度、持续时间和耐受力，判断其恢复以往活动形态的潜力。
- 制订活动计划：根据老年人的身体状况，确定活动的类型、强度、持续时间和频率，一般来说，可按照“卧床休息→床边活动→室内活动→室外活动→上下楼梯”的顺序制订活动计划。
- 做好活动监测：老年人的早期活动应在心电监护下进行，护理员应时刻观察老年人增加活动量后的反应。若老年人在活动中出现呼吸频率和心率增加、收缩压升高或降低，以及明显的心前区不适、呼吸困难加重、头晕眼花、面色苍白、出冷汗、极度疲乏等症状，应立即让其停止活动，就地休息。若休息 3～5 min 后症状仍然存在，应立即通知医务人员处理。

（3）休息护理。老年人有明显的呼吸困难时，护理员应安排其卧床休息，以减轻其心脏负荷，利于心功能恢复。对劳力性呼吸困难者，应适当减少其活动量，以不引起症状为宜；对夜间阵发性呼吸困难者，应给予高枕卧位或半卧位，并加强夜间巡视；对端坐呼吸者，可在床上设置小桌，使其可以扶桌休息。此外，应保证老年人睡觉时衣着宽松、盖被轻软，以减轻其憋闷感。

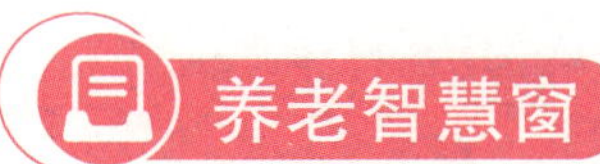

如何协助老年人养成良好的睡眠习惯？

护理员可以采取以下措施来协助老年人养成良好的睡眠习惯：

（1）叮嘱老年人每天按时起床、就寝。

（2）叮嘱老年人入睡前避免阅读含有刺激性内容的书报、杂志，避免观看情节刺激的电视节目，以免情绪激动，难以入睡。

（3）叮嘱老年人睡前少饮水、排空大小便，以减少夜间醒来的次数。

2．病症护理

（1）病情观察。护理员应密切观察老年人的意识状态，体位，面容与表情，脉搏，血压，呼吸的频率、节律、深度，呼吸困难的严重程度、缓解方式、伴随症状、是否影响睡眠及日常活动等。此外，还应观察老年人的皮肤、黏膜有无发绀。在条件支持的情况下，还应监测动脉血氧饱和度等，如发生异常，应立即通知医务人员处理。

（2）对症护理。对于有低氧血症的老年人，护理员应遵医嘱给予吸氧以纠正缺氧。

（3）用药护理。对于需要静脉输液的老年人，护理员应遵医嘱严格控制输液的速度，一般控制在 20～30 滴/min，同时认真记录老年人每天的液体出入量。

二、胸痛

多种循环系统疾病均可导致胸痛。胸痛常见于心绞痛、急性心肌梗死、梗阻性肥厚型心肌病、急性主动脉夹层、急性心包炎、心血管神经症等疾病，不同原因导致胸痛的特点如表 2-1 所示。老年人的胸痛多因临床症状不典型、程度轻、性质不清晰及特点描述不清楚而延误诊治。胸痛的护理措施详见本项目任务三的有关内容。

表 2-1 不同原因导致胸痛的特点

原因	特点
心绞痛	多位于胸骨后，呈发作性压榨样痛，于体力活动或情绪激动时诱发，休息或含服硝酸甘油后可缓解
急性心肌梗死	疼痛多无明显诱因，程度较重，持续时间较长，可伴心率、血压改变，含服硝酸甘油多不能缓解
梗阻性肥厚型心肌病	含服硝酸甘油无效甚至加重
急性主动脉夹层	可出现胸骨后或心前区撕裂样剧痛或烧灼痛，可向背部放射
急性心包炎	疼痛可因呼吸或咳嗽而加剧，呈锐痛，持续时间较长
心血管神经症	可出现心前区针刺样疼痛，但部位常不固定，与体力活动无关，且多在休息时发生，伴神经衰弱症状

三、心源性水肿

心源性水肿是指由心血管疾病导致心输出量减少和静脉回流障碍而引起的水肿，其最常见的发生原因是右心衰竭。

心源性水肿的临床特点是下垂性、对称性、凹陷性水肿，多见于长期卧床老年人的腰骶部、会阴或阴囊，以及非卧床老年人的足踝部、胫骨前侧。严重者可遍及全身，甚至出现胸腔积液、腹水。此外，还可伴有尿量减少、近期体重增加等症状。心源性水肿的护理措施详见本项目任务四的有关内容。

四、心悸

心悸是一种自觉心脏跳动的不适感，最常见的发生原因是心律失常和心脏搏动增强（见于各种器质性心血管病，如二尖瓣关闭不全、主动脉瓣关闭不全等）。此外，生理性因素（如健康人剧烈运动，精神紧张或情绪激动，过量吸烟、饮酒、饮浓茶或饮咖啡等）和应用某些药物（如肾上腺素、阿托品、氨茶碱等）均可引起心率加快、心肌收缩力增强而导致心悸。心悸一般无危险性，但少数由严重心律失常所致者可引起猝死，因此需要对其发生原因和潜在危险性作出准确判断。心悸的护理措施详见本项目任务五的有关内容。

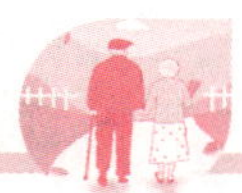

任务实施

照顾李大爷

【任务背景】

李大爷在医院接受了相应的治疗后已好转，准备出院，医生建议他定期复查心血管功能，以及时调整治疗方案。李大爷的子女白天工作较忙，无法陪伴其左右，总是放心不下。社区护理员小刘听闻这个情况，主动揽下了照顾李大爷的工作，并为李大爷制订了运动方案，如每天散步、打太极拳。小刘认为，这不仅可以帮助李大爷早日恢复体力，对他心情的改变也有所帮助。

【任务要求】

（1）以小组为单位，每组 6～8 人。

（2）组内成员根据任务导入和任务实施的情景，结合本任务所学内容，扩写情景剧剧本，剧本内容应包括护理员小刘对李大爷日常生活、病症及心理等方面的护理。

（3）每组派两人上台表演，一人扮演李大爷、一人扮演护理员小刘。演练完成后，任课教师点评。

任务二　掌握高血压的预防与护理措施

任务导入

赵爷爷今年 75 岁，是一名退休工人，10 年前被诊断为高血压，一直坚持服用降压药物。近两年由于妻子年老体弱、子女在外地工作，他与妻子常因家务和小事情争吵，心情烦躁，导致血压常常不稳定。去年他因为头痛、心慌、血压升高住院 3 次。根据出院时医生的建议，赵爷爷的子女希望让他入住附近的医养结合型养老机构，以便得到专业的护理。

仔细阅读上述案例并思考：

除了上述症状，赵爷爷还有可能会出现哪些症状？如果你是赵爷爷的护理员，你应为他采取哪些护理措施？

一、疾病概述

高血压是以体循环动脉压升高为主要表现的心血管综合征，是心脑血管疾病最重要的危险因素。我国高血压的患病率男性高于女性，且患病率及血压水平（尤其是收缩压）随年龄增长而升高。老年人患高血压除了血压升高，还伴有心、脑、肾的损害，是导致老年人脑卒中、冠心病、心力衰竭、肾衰竭发病率和死亡率升高的主要危险因素之一。

血压的分类如表 2-2 所示。

表 2-2　血压的分类

类别	诊断标准
正常血压	收缩压＜120 mmHg 且舒张压＜80 mmHg
正常高值	收缩压 120～139 mmHg 或舒张压 80～89 mmHg
高血压	收缩压≥140 mmHg 或舒张压≥90 mmHg
1 级高血压（轻度）	收缩压 140～159 mmHg 或舒张压 90～99 mmHg
2 级高血压（中度）	收缩压 160～179 mmHg 或舒张压 100～109 mmHg
3 级高血压（重度）	收缩压≥180 mmHg 或舒张压≥110 mmHg
单纯收缩期高血压	收缩压≥140 mmHg 且舒张压＜90 mmHg
单纯舒张期高血压	收缩压＜140 mmHg 且舒张压≥90 mmHg

资料来源：《中国高血压防治指南》（2024 年修订版）。

养老小贴士

由于老年人的血压波动较大，仅测量一次得到的血压值难以作为诊断依据，因此，应将连续 24 h 动态监测得到的血压值，或在安静休息、非药物状态下 2 次以上同日血压测量值的平均值作为诊断依据。

（一）发病原因

高血压的发病原因尚不完全清楚，目前认为是多因素，尤其是遗传因素和环境因素交互作用的结果。

1．遗传因素

高血压有明显的家族聚集性，双亲均患高血压者，其子女的发病率高达 46%左右，约 60%的高血压患者有高血压家族史。

2．环境因素

（1）生活习惯。高钠低钾饮食是我国居民重要的高血压危险因素，且我国居民普遍对钠敏感。高蛋白质摄入、饮食中饱和脂肪酸的摄入量或饱和脂肪酸与不饱和脂肪酸的比值较高也属于高血压危险因素。此外，饮酒和吸烟也与血压水平呈相关性。

（2）精神应激。脑力劳动者患高血压的概率高于体力劳动者，长期精神紧张是高血压的危险因素。长期处于噪声环境中的人患高血压的概率也高。

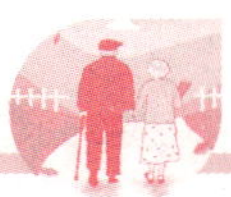

3．其他因素

超重和肥胖是高血压的重要危险因素，尤其是腹型肥胖。患有睡眠呼吸暂停低通气综合征者也易患高血压，且血压升高的程度与疾病病程和严重程度有关。此外，器官老化、血管弹性减退，使心脏泵血时外周阻力增加，也易导致血压升高。

（二）症状

1．常见症状

高血压大多数起病缓慢，无特殊症状，易被忽略，多在测血压时或已发生心、脑、肾并发症时才被发现。患者偶有头晕、头痛、眼花、疲劳、失眠、心悸、耳鸣等症状，在紧张或劳累后加重，但并不一定与血压水平成正比。

2．老年人高血压的特点

（1）收缩压升高，脉压增大。随着年龄的增长，收缩压逐渐升高，而舒张压会降低或不变。脉压随着年龄增长而增大，是反映动脉损害程度的重要指标。

养老小贴士

脉压又称脉搏压，是指收缩压与舒张压之间的差值，正常值约为 40 mmHg。一般大于 60 mmHg 称为脉压增大，见于主动脉瓣关闭不全；小于 20 mmHg 称为脉压减小，见于心包大量积液、缩窄性心包炎、严重主动脉瓣狭窄等。

（2）血压波动大。老年人的血压波动明显增大，尤其是收缩压，一天内波动可达 40 mmHg，且 80 岁以上高龄老年人的血压昼夜节律常消失，约 1/3 患高血压的老年人表现为冬季高、夏季低。血压波动性大使老年人易发生直立性低血压和餐后低血压，且恢复的时间长。

养老小贴士

直立性低血压是指从卧位改变为直立位后血压异常下降的现象，可引起脑供血不足，表现为头晕、乏力、视物模糊和晕厥等症状。

餐后低血压是进食所引起的低血压症状，表现为餐后 2 h 收缩压比餐前下降 20 mmHg 以上。

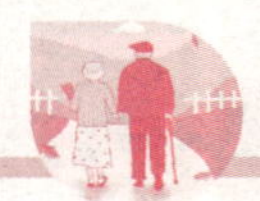

养老新视界

老年人蹲位站立应缓慢

当人下蹲的时候，双腿的血管受到压迫，时间过长会导致血液流速减慢，若此时突然站立，血液会在重力的驱使下向下半身移动，致使上半身处于缺血状态。正常情况下，人的大脑会立即发出信号，血压反射调节机制接到指令后能迅速调节血流分布以保持血压稳定，所以大多数人只会出现短暂的不适感。而老年人和心血管疾病患者常常因为调节功能不足，出现明显的低血压、头晕、脚踩棉花和乏力等不适感，即发生直立性低血压，严重者甚至会发生晕厥摔倒。

实际上，很多老年人由躺卧突然坐起或静站时间过长时，都会出现上述情况，待平卧休息后会慢慢自然消失。据统计，我国 65 岁以上老年人中，直立性低血压者约占 15%，75 岁以上老年人中超过 30%。其原因无外乎老年人心血管系统老化、血管弹性纤维减少、交感神经增强和脑供血不足等。长期的高血压不仅会损害动脉管壁上压力感受器的敏感度，也会影响血管的顺应性，这些都会增加直立性低血压的发生概率。

无论是老年人还是长期卧床的患者，从蹲位站立或起床时动作都要缓慢，不妨先做一些简单的四肢活动（体位转换的过渡动作，如卧位到坐位、坐位到站立位等），帮助静脉血回流心脏（目的是升高血压），从而避免直立性低血压的发生。如果遇到严重的体位性低血压患者，特别是因症状危重而不能自理者，应将其抬至空气流通的地方，将其双腿抬高，一般能较快自行好转。

资料来源：汪芳，《久蹲一站头晕、眼前发黑，警惕体位性低血压》，中国新闻网，2020 年 5 月 15 日，有改动

（三）常见的辅助检查

高血压常见的辅助检查项目有血常规、尿常规、肾功能、血糖、血尿酸、血胆固醇、血清电解质、心电图等，辅助检查结果有助于发现相关的危险因素和高血压对老年人各个器官的损害程度。

（四）治疗要点

1. 非药物治疗

非药物治疗主要为改善生活方式，即通过改变不良生活方式达到降低血压的目的，具体措施包括：① 限制钠盐摄入；② 减轻体重；③ 适当运动；④ 戒烟限酒；⑤ 减少脂肪摄入，补充蛋白质，多吃新鲜的水果和蔬菜，摄入富含钾、镁、钙的食物；⑥ 劳逸结合，保证充足的睡眠。

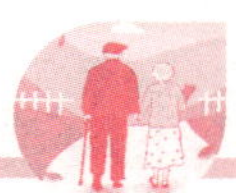

2．降压药物治疗

（1）用药原则。根据《中国老年高血压管理指南（2023）》，老年人使用降压药物应遵循以下四项原则：

- 小剂量：高龄、衰弱或存在认知功能障碍的老年人初始治疗时通常采用较小的有效治疗剂量，并根据需要逐步增加剂量。
- 长效：尽可能使用每天 1 次、有 24 h 持续降压作用的长效药物，以有效控制夜间血压和心脑血管并发症。
- 联合：若单一药物治疗效果不满意，可联合应用两种或两种以上低剂量降压药物以增加降压效果。
- 个体化：根据老年人（尤其是衰弱老年人和年龄≥80 岁的高龄老年人）的具体情况（如耐受性、个人意愿和长期承受能力等），选择合适的降压药物。

（2）药物种类。目前常用的降压药物主要有以下五类：

- 利尿药：低剂量的利尿剂（尤其是噻嗪类利尿剂）是治疗老年高血压的首选药物，特别适用于老年单纯收缩期高血压，常用药物有氢氯噻嗪等。
- 钙通道阻滞剂：对老年高血压尤为有效，常用药物有硝苯地平、维拉帕米缓释剂等。
- 血管紧张素Ⅱ受体阻滞剂：具有强效、长效、平稳降压的特点，常用药物有氯沙坦、缬沙坦等。
- 血管紧张素转化酶抑制剂：可降低心脏前后负荷，常用药物有卡托普利、依那普利等。
- β 受体阻滞剂：适用于老年高血压合并心绞痛且心率偏快者，常用药物有美托洛尔、普萘洛尔等。

养老小贴士

老年单纯收缩期高血压是指 65 岁及以上老年人的收缩压高于正常水平（≥140 mmHg），而舒张压正常（<90 mmHg）的情况。

3．高血压急症的治疗

（1）及时降压：选择有效的降压药物，具体要求为起效迅速，作用持续时间短，停药后作用消失较快，不良反应较小。采取静脉给药，并持续监测血压。

（2）控制性降压：在 30～60 min 内将血压降至安全水平，第 1～2 h 内使血压迅速下降但降幅不超过 25%；在第 2～6 h 内应将血压降至 160/100 mmHg；情况稳定后，在第 24～48 h 内逐步将血压降至正常水平。

此外，治疗开始时不宜使用强力利尿药。

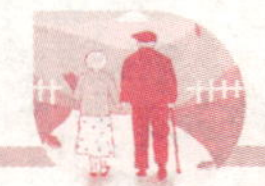

二、预防措施

（1）减少老年人饮食中钠盐的摄入量，每天提供的饮食中钠盐的含量应低于 6 g，并增加饮食中钾盐的含量。

（2）通过控制能量摄入和适当增加活动量来协助老年人控制体重，使其 BMI＜24 kg/m²，腰围＜90 cm（男性）或腰围＜85 cm（女性）。

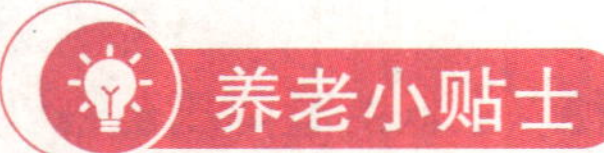

BMI 即体重指数，是国际上常用的衡量人体胖瘦程度及是否健康的标准。BMI＝体重（kg）/身高²（m²），BMI＜18.5 kg/m² 为低体重，18.5≤BMI＜24 kg/m² 为正常，24≤BMI＜28 kg/m² 为超重，BMI≥28 kg/m² 为肥胖。

（3）督促老年人戒烟，必要时可药物干预；叮嘱老年人限酒，如白酒、葡萄酒（或米酒）与啤酒的摄入量应分别低于 50 mL/d、100 mL/d、300 mL/d（各含乙醇约 10 g）。

（4）指导老年人根据血压水平及个人兴趣选择适宜的运动方式，合理安排运动量。

（5）对血压未达标的老年人，应每天早、晚各为其测量血压 1 次，每次测量 2～3 遍，连续 7 天，其中后 6 天血压的平均值可作为治疗参考；对血压达标的老年人，应每周为其测量 1 次，并如实记录血压测量结果，及时提供给医务人员作为治疗参考。

养老先锋者

防治高血压，守护夕阳红

2024 年 5 月 17 日是第 20 个世界高血压日。中国老年医学学会健康管理分会副会长、浙江大学医学院附属第一医院健康管理中心主任刘忠和分会委员、杭州市西湖区双浦镇周浦社区卫生服务中心主任郑爱英，率领各自的团队于 5 月中旬前往杭州市金秋钱塘老年公寓，以“精准测量，有效控制，健康长寿”为主题举办了一场针对老年高血压防治的公益性义诊活动。

本次活动受到了金秋钱塘老年公寓及周边居民的热烈欢迎，吸引了众多老年人和公寓工作人员踊跃参与。两个团队为参加活动的老年人及附近的居民提供了免费的血压检测，并为患有高血压、糖尿病等疾病的老年人提供了专业的疾病预防和用药指导。同时，通过宣传展板讲解、手册发放等多种形式，向老年人普及了高血压防治的相关知识，包括发病原因、预防措施和治疗注意事项等，旨在帮助老年人更深入地了解高血压这一常见疾病，提高他们的自我保健意识，为中国老年高血压防治工作贡献了一份力量。

资料来源：中国老年医学学会，《世界高血压日——中国老年医学学会健康管理分会开展“党建十义诊”公益活动》，中国老年医学学会官网，2024 年 5 月 21 日，有改动

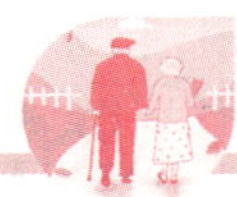

三、护理措施

（一）生活护理

1．环境护理

护理员应为老年人提供安静、温暖、舒适的环境；尽量减少外来人员的探视；应保证各项护理时间相对集中，以免对老年人造成过多干扰。

2．饮食护理

（1）为老年人提供低盐饮食，每天提供的膳食中钠盐的含量应低于 6 g，可以使用量具（如可定量的盐勺）来控制；减少含钠盐调味品的使用量；减少含钠量较高的加工食品，如咸菜、火腿等。

（2）为老年人补充钙和钾盐，多提供牛奶等富含钾、钙的食物。

（3）减少老年人食物中脂肪的含量，控制脂肪的摄入量（以脂肪所提供的能量占膳食总能量的 25%以下为宜），避免提供肥肉和动物内脏等食物。

3．休息护理

当老年人受高血压的影响而出现头痛时，护理员应嘱其卧床休息，抬高其床头，为其改变体位时动作要慢。同时，避免劳累、情绪激动、精神紧张、环境嘈杂等不良因素影响老年人休息。

（二）病症护理

1．病情观察

护理员应定期测量老年人的血压，一旦发现其出现血压急剧升高、剧烈头痛、呕吐、大汗、视力模糊、面色及意识状态改变、肢体运动障碍等症状，应立即通知医务人员处理。

养老智慧窗

如何为老年人测量血压？

下面以腕式电子血压计为例，讲解为老年人测量血压的操作流程。

1．测量前

（1）准备腕式电子血压计、听诊器、记录单、笔等物品。

（2）护理员衣着整洁，洗净双手，戴好口罩。

（3）提醒老年人准备测量血压，以取得老年人的配合。

2．测量中

（1）协助老年人坐好或平卧在床。

（2）叮嘱老年人伸直手臂，掌心朝上；为其挽起袖口，露出前臂。

（3）取腕式电子血压计，将腕带套在老年人的手腕上，显示屏朝上，腕带下缘距离

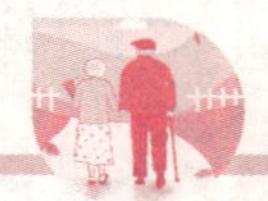

老年人的掌根约 10～15 mm，扣上腕带。

（4）若老年人为坐位，则协助老年人弯曲前臂，使血压计与心脏持平，然后按下开始键；若老年人为卧位，则可直接按下开始键，开始测量。

（5）测量完毕，仪器自动显示收缩压、舒张压。

（6）记录所测得的数据。

3．测量后

（1）打开腕带，放下老年人的衣袖，协助老年人转换至舒适的体位。

（2）关闭腕式电子血压计的电源，并将其放回原处备用。

（3）洗净双手。

2．直立性低血压的预防及护理

护理员应向老年人讲解直立性低血压的表现，尤其是在遵医嘱联合用药、服用首剂药物或加量时应特别注意。应嘱老年人避免长时间站立，尤其在服药后最初几个小时；改变姿势时，特别是从卧位、坐位起立时动作宜缓慢；服药后应休息一段时间再活动。一旦老年人发生直立性低血压，应协助其平卧，并抬高其下肢，以促进下肢血液回流。

3．高血压急症的护理

一旦老年人发生高血压急症，护理员应安排其绝对卧床休息，抬高床头，避免一切不良刺激和不必要的活动。对并发急性左心衰竭的老年人，应遵医嘱给予高流量吸氧，并加强心电监护；对昏迷的老年人，应保持其呼吸道通畅，并将头偏向一侧，防止窒息；对烦躁或抽搐的老年人，应采取保护措施防止坠床。

4．用药护理

护理员应监督老年人遵医嘱按时服用降压药物，同时注意观察药物的不良反应。

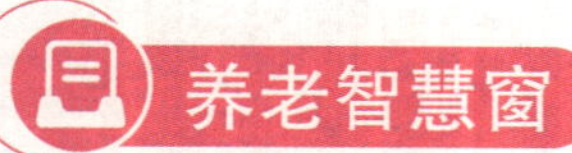

常见降压药物的不良反应

（1）钙通道阻滞剂的常见不良反应有心跳加快、面部潮红、下肢水肿和牙龈增生等。

（2）α 受体阻滞剂的常见不良反应有直立性低血压、晕厥和心悸等。

（3）使用噻嗪类利尿药和袢利尿药时，应注意补钾，防止低钾血症。

（4）β 受体阻滞剂的常见不良反应有心动过缓、房室传导时间延长、支气管痉挛、疲乏和耐力降低等。

（5）血管紧张素转化酶抑制剂的常见不良反应有头晕、乏力、咳嗽和肾功能损害等。

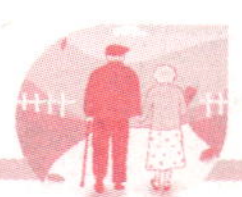

（三）心理护理

老年人可能会因血压控制不满意或发生并发症而产生焦虑心理，护理员应采取各种措施，帮助其预防和缓解精神压力，必要时可带老年人寻求专业心理辅导。

高血压老年人的心理护理措施

任务实施

为赵爷爷制订个性化的护理方案

【任务背景】

赵爷爷听取了医生和子女的建议，决定前往附近的养老机构进行调养。这家养老机构以其专业的护理服务和温馨的环境而闻名，非常适合赵爷爷这样的老年人进行康复和疗养。在赵爷爷入住的第一天，养老机构为他安排了经验丰富的护理员小李。小李是一位充满爱心和耐心的护理员，她对待每一位老人都像对待自己的家人一样。在详细了解赵爷爷的健康状况和护理需求后，小李准备根据这些信息为赵爷爷制订一份个性化的护理方案。

【任务要求】

（1）请根据本任务所学知识，结合任务导入和任务实施的背景，以 6～8 人为一组，为赵爷爷制订一份个性化的护理方案，并形成书面内容。

（2）各组派 1 人上台分享本组制订的护理方案，由任课教师进行评分。

任务三 掌握冠状动脉粥样硬化性心脏病的预防与护理措施

任务导入

李爷爷，67 岁，有冠心病史，独居。某天下午，李爷爷正在家中的花园里忙碌着。突然，他感到胸口一阵剧烈疼痛，随即整个人摔倒在地，昏了过去。

万幸的是，护理员小杨刚好来到李爷爷家做护理工作。以往这个时候，李爷爷会在门口热情地迎接小杨，可小杨今天进门却不见李爷爷的踪迹，她想到李爷爷的病史，立马放下东西满屋寻找。最后，小杨在花园里发现了昏倒在地的李爷爷，并立即拨打了急救电话。

仔细阅读上述案例并思考：

李爷爷感到胸口疼痛且昏倒在地的原因可能是什么，小杨应该采取何种措施预防李爷爷再次发生这种情况？

一、疾病概述

冠状动脉粥样硬化性心脏病是指冠状动脉粥样硬化使血管腔狭窄或阻塞，导致心肌缺血、缺氧或坏死而引起的心脏病，简称“冠心病”。

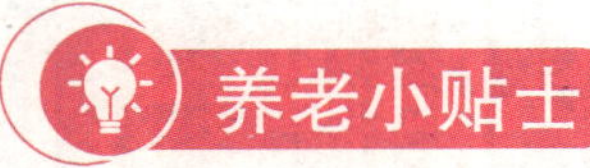

动脉粥样硬化是一种由脂类物质在动脉内膜积聚所致的病变现象，因积聚的脂类物质外观呈黄色粥样而得名。

（一）发病原因

冠心病的发病原因尚未完全明确。研究表明，老年人患冠心病是多种危险因素作用于不同环节所致，主要危险因素包括年龄、性别、肥胖、高脂血症、高血压、吸烟和活动减少等。

（二）类型

世界卫生组织（WHO）将冠心病分为无症状性心肌缺血、心绞痛、急性心肌梗死、缺血性心肌病、猝死五个类型。心绞痛是冠心病最常见的类型，而老年人急性心肌梗死的发病率较一般成人高，且高龄老年人急性心肌梗死的病死率较高，故本部分内容重点介绍心绞痛和急性心肌梗死的预防与护理。

（三）常见的辅助检查

冠心病常见的辅助检查项目有血糖检查、血脂检查、心电图检查、冠状动脉造影等。其中，冠状动脉造影是目前冠心病临床诊断的“金标准”，其在发现冠心病及判断其严重程度等方面发挥着重要作用。

二、心绞痛的预防与护理

心绞痛是指由冠状动脉供血不足造成的心肌急剧的、暂时的缺血与缺氧，并以短暂性胸痛为表现的临床综合征。根据发作的频率和严重程度，心绞痛可分为稳定型心绞痛和不稳定型心绞痛。稳定型心绞痛发作的性质、频率、部位、程度和持续时间在1～3个月内无改变，不稳定型心绞痛疼痛的发作模式变化不定。

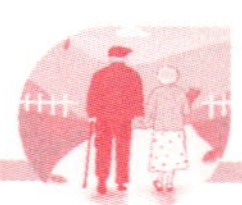

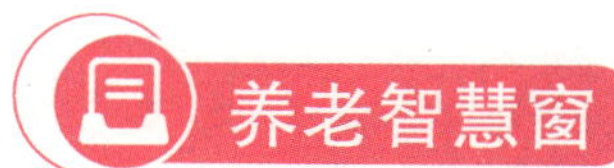

心绞痛的分类

1. 劳力性心绞痛

劳力性心绞痛是指由运动、情绪激动等增加心肌需氧量的情况所诱发的短暂胸痛发作，休息或舌下含服硝酸甘油后，疼痛常可迅速消失。劳力性心绞痛又可分为以下三类：

（1）初发型心绞痛：病程在1个月内新发生（无心绞痛病史或有心绞痛病史但近半年内未发作过心绞痛）的劳力性心绞痛。

（2）稳定型心绞痛：劳力性心绞痛病程稳定在1个月以上。

（3）恶化型心绞痛：同等程度劳累所诱发的胸痛发作次数、严重程度及持续时间突然加重。

2. 自发性心绞痛

自发性心绞痛的特征是胸痛发作与心肌需氧量的增加无明显关系。与劳力性心绞痛相比，这种疼痛一般持续时间较长，病情较重，且不易被硝酸甘油缓解。

初发型心绞痛、恶化型心绞痛和自发性心绞痛常统称为不稳定型心绞痛。

（一）症状

（1）疼痛部位：主要位于胸骨体后方，可波及心前区，常放射至左肩及左上肢，如图2-1所示。

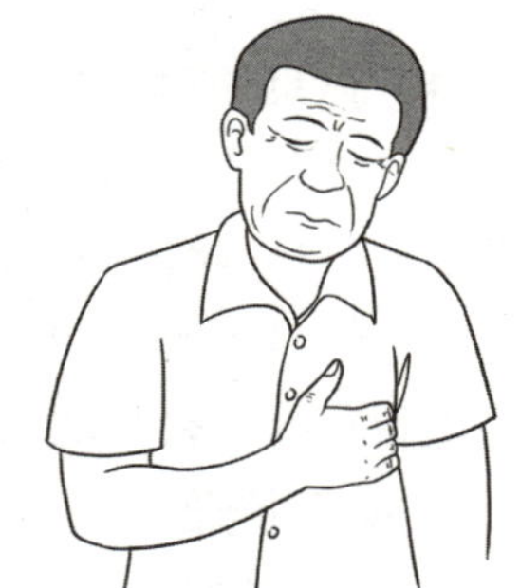

图2-1　心绞痛的疼痛部位

（2）疼痛性质：常为压迫、发闷或紧缩性，也可有烧灼感，但不像针刺或刀割样锐痛，偶伴有濒死感。有些老年人仅感觉胸闷而非胸痛。

（3）诱发因素：体力劳动、情绪激动、饱餐、寒冷、吸烟、心动过速、休克等均可诱发。疼痛多在劳力或情绪激动时发生，而不是延后发生。

（4）持续时间：一般持续数分钟，多为3～5 min。

（5）缓解方式：一般在停止诱发疼痛的活动后即可缓解。

（二）治疗要点

1. 休息

老年人心绞痛发作时，护理员应立即让其休息，一般停止活动后，老年人的心绞痛症状即可逐渐消失。

2. 药物治疗

老年人心绞痛发作时，护理员可为其选择作用较快的硝酸酯制剂，如硝酸甘油。

养老智慧窗

硝酸甘油——心绞痛的急救法宝

硝酸甘油进入血液后会迅速起效，能够扩张冠状动脉，使其管径变宽、容积变大，从而增加冠状动脉的血液流量，改善心肌的血液供应；硝酸甘油还能扩张外周的动脉和静脉，降低血压，使心脏泵血的阻力和泵血需要的能量随之减小，从而降低心脏耗氧量，使心绞痛的症状得到缓解。

（三）预防措施

（1）制订合理的膳食计划。例如，为老年人提供低能量、低脂、低胆固醇、低盐的食物；多提供富含膳食纤维的食物，如芹菜、糙米等，预防便秘；避免暴饮暴食，注意少食多餐。

（2）安排老年人适量运动，运动方式应以有氧运动为主，每天 30 min，同时要注意个性化地调整运动强度和运动时间。

（3）叮嘱老年人避免过劳、情绪激动、饱餐、用力排便、寒冷刺激等心绞痛发作的诱因。

（四）护理措施

1．生活护理

（1）休息护理。老年人心绞痛发作时，护理员应嘱其立即停止正在进行的活动，并协助其采取舒适卧位休息；对疼痛缓解的老年人，一般不需要安排卧床休息，但对不稳定型心绞痛患者，在疼痛缓解后也应安排卧床休息。

（2）饮食护理。护理员应为老年人提供低能量、低脂肪、低胆固醇、低盐的清淡食物，多提供新鲜的水果和蔬菜等富含膳食纤维的食物，以保持大便通畅。

2．病症护理

（1）病情监测。老年人心绞痛发作时，护理员应记录疼痛的部位、性质、程度、持续时间等，观察有无焦虑、出冷汗、恶心、呕吐等伴随症状。同时，应遵医嘱测量血压、心率等，为医务人员判断病情提供依据。

（2）制订活动计划。老年人适当活动有利于侧支循环的建立和活动耐力的提高。护理员应根据老年人的活动能力为其制订合理的活动计划，鼓励其参加适当的体力劳动和体育锻炼，最大活动量以不发生心绞痛症状为度。

（3）用药护理。老年人首次使用硝酸甘油时，护理员应协助其平卧。口服硝酸甘油前，应先用水湿润老年人的口腔，再嘱其将药物嚼碎置于舌下；条件允许时，最好让其使用硝酸甘油喷雾剂，以利于药物快速生效。此外，应告知老年人用药后变换体位时动作要轻慢。

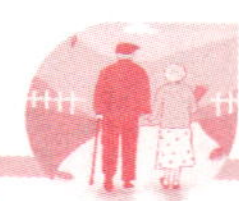

3．心理护理

老年人由于缺乏心绞痛发作的相关知识，可能会出现恐惧、焦虑等情绪，护理员应多与其交流，耐心倾听，了解其产生负面情绪的原因，给予心理支持。此外，可通过对疾病本质和预后的讲解改善老年人不合理的认知，指导其自我暗示（如暗示“心绞痛是可以战胜的”等），以消除恐惧和焦虑情绪。

三、急性心肌梗死的预防与护理

急性心肌梗死是指在冠状动脉粥样硬化的基础上发生冠状动脉血供急剧减少或中断，使相应的心肌发生严重而持久的缺血所导致的心肌细胞死亡。一旦血供急剧减少或中断，使心肌急性缺血达 20～30 min 或以上，即可发生急性心肌梗死。

（一）症状

（1）先兆症状：50%～81%的老年人在发病前数天有乏力、胸部不适、活动时心悸、气急、烦躁、心绞痛等症状，以新发生心绞痛或原有心绞痛加重最为突出。

（2）疼痛症状：为最早出现的最突出的症状，多发生于清晨。疼痛的性质和部位与心绞痛相似，但程度更剧烈，多伴有大汗、烦躁不安、恐惧及濒死感，持续时间可达数小时或数天，休息和服用硝酸酯类不能完全缓解。

（3）全身症状：一般在疼痛发生后 24～48 h 内出现，体温可升高至 38℃左右，但很少超过 39℃，持续大约 1 周。

（4）胃肠道症状：疼痛剧烈时常伴有恶心、呕吐、上腹胀痛等症状。

（5）其他症状：少数患者会出现休克和心力衰竭的症状。

（二）治疗要点

1．休息

患者未行再灌注心肌治疗前，应绝对卧床休息。

2．氧疗

当患者合并低氧血症时应吸氧，使其血氧饱和度＞90%，以加速氧气向缺氧心肌弥散。

3．缓解疼痛

临床上常选用以下药物尽快缓解疼痛：

（1）吗啡 2～4 mg 静注，以减轻患者交感神经过度兴奋和濒死感，若无效，可在 5～10 min 内重复使用 1 次，但总量不宜超过 15 mg。

（2）硝酸甘油 0.3 mg 或硝酸异山梨酯 5～10 mg 舌下含服或静脉滴注，注意有无心率增快和血压降低。需要注意的是，可疑右心室心肌梗死和收缩压＜90 mmHg 者不可用。

4．再灌注心肌治疗

再灌注心肌治疗是一种积极的治疗措施，在发病后 3～6 h，最多 12 h 内采取该治疗措施，可使闭塞的冠状动脉再通、心肌得到再灌注，从而挽救濒死心肌、缩小梗死范围，有利于梗死后心肌重塑。再灌注心肌治疗主要有介入治疗和溶栓治疗两种方式，其中，介入治疗比溶栓治疗效果好，发生脑出血的危险性小，应用更为安全。治疗年龄≥75 岁的老年人时可将其作为首选。

（三）预防措施

（1）为老年人制订个性化运动方案，运动形式以行走、慢跑、打太极拳等有氧运动为主，以增加其活动耐力。

（2）告知老年人遵医嘱规范用药的重要性，提高其用药依从性。

（3）帮助老年人树立终身预防疾病的观念，积极做到全面综合的二级预防，即遵循冠心病二级预防 ABCDE 原则（见表 2-3）。

表 2-3　冠心病二级预防 ABCDE 原则

代号	释义
A	aspirin（阿司匹林或联合使用氯吡格雷抗血小板聚集） anti-anginal therapy（抗心绞痛治疗，如硝酸酯类制剂）
B	blood pressure control（控制血压）
C	cholesterol lowing（控制血脂水平） cigarette quitting（戒烟）
D	diet control（控制饮食） diabetes treatment（治疗糖尿病）
E	exercise（鼓励有计划的、适当的运动锻炼） education（患者及其家属教育，普及有关冠心病的知识）

（四）护理措施

1．生活护理

（1）饮食护理。对接受介入治疗的老年人，护理员应暂时给予禁食；对有恶心、呕吐等胃肠道症状者也应给予禁食；对其他老年人，应在发病后 4～12 h 内给予流质饮食，随后逐步过渡到低脂清淡饮食。

（2）休息护理。发病 12 h 内，护理员应安排老年人绝对卧床休息，限制探视，并告知老年人卧床休息及有效睡眠可以降低心肌耗氧量和交感神经兴奋性，有利于缓解疼痛。

2．病症护理

（1）病情监测。对接受溶栓治疗的老年人，护理员应严密观察血压、心率的变化，以及皮肤黏膜、牙龈有无出血；应注意有无头痛、意识及肢体活动障碍，以及时发现脑出血的征象。对接受介入治疗的老年人，应密切观察心电图的变化、穿刺伤口有无出血；应注意有无再发心前区疼痛，以防发生新的心肌缺血。

（2）氧疗护理。护理员应遵医嘱及时给予老年人氧气吸入，以改善缺氧，吸氧时氧流量应调至 4～6 L/min。

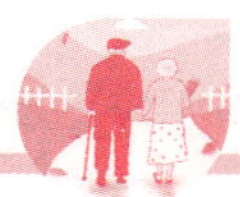

（3）用药护理。护理员应遵医嘱指导老年人用药，并注意观察药物的疗效及不良反应。例如，使用吗啡时，应观察有无呼吸抑制等不良反应。

（4）并发症的预防。

- 预防便秘：老年人胃肠蠕动功能差，易发生便秘，在排便时用力会增加腹压，从而加重心脏负担。因此，护理员应评估老年人的排便情况，如排便次数、性状、困难程度等，并为其采取适当的通便措施，例如，在饮食中增加富含膳食纤维的水果和蔬菜、适当增加饮水量、按摩腹部等。
- 预防心力衰竭：急性心肌梗死的老年人在发病最初几天可发生心力衰竭，特别是急性左心衰竭，护理员应严密观察其有无呼吸困难、咳嗽、咳痰、少尿、颈静脉怒张、低血压、心率加快等症状，如有异常，应立即通知医务人员处理。

3．心理护理

护理员在老年人疼痛发作时应贴心相伴，允许其表达内心感受，并多给予目光交流、肢体接触、语言安慰等心理支持手段；应告诉老年人疾病治疗的有效性，帮助其树立战胜疾病的信心；应在进行护理工作时井然有序，给老年人以信赖感，避免工作慌乱给其带来不安全感。

任务实施

为李爷爷制订护理方案

【任务背景】

小杨协助医务人员将李爷爷送入急救室，并详细告知医生李爷爷的病情和近期的身体状况。在急救过程中，小杨也没有闲着，她通过电话及时向李爷爷的家属告知了李爷爷的身体情况，并安抚他们的情绪。半个月后，李爷爷出院了，小杨打算为李爷爷制订一份新的护理方案。

【任务要求】

（1）请根据本任务所学知识，结合任务导入和任务实施的背景，以 6～8 人为一组，帮助小杨和为李爷爷制订一份个性化的护理方案，并形成书面内容。

（2）各组派 1 人上台分享本组制订的护理方案，由任课教师进行评分。

任务四　掌握慢性心力衰竭的预防与护理措施

任务导入

齐奶奶今年 75 岁了，一直在养老院过着平静而有规律的生活。她喜欢在公园里散步，或和养老院里的朋友们跳广场舞，享受着晚年的宁静时光。

然而，最近几个月，齐奶奶开始感到一些不同寻常的疲惫和乏力。起初，她以为自己只是年纪大了，体力不如从前。但随着时间的推移，她发现自己连做一些日常的小事，如散步、上楼梯等，都会感到呼吸急促，有时甚至会感到胸闷和心悸。

护理员小郭注意到齐奶奶的变化后，立即带齐奶奶到医院进行了全面检查。医生经过检查，诊断齐奶奶为慢性心力衰竭。

仔细阅读上述案例并思考：

慢性心力衰竭可能由哪些原因引起？若不加控制，齐奶奶可能还会出现哪些症状？如果你是小郭，你今后会为齐奶奶采取哪些护理措施？

一、疾病概述

慢性心力衰竭简称“慢性心衰”，是心血管疾病患者的终末期表现和最主要的死因，是临床常见的危重症。慢性心衰的患病率与年龄息息相关。目前，有数据显示，60 岁以下人群的患病率＜2%，而 75 岁及以上人群的患病率＞10%。

（一）发病原因

1．基本病因

（1）心肌损害。心肌损害是慢性心衰的发病原因之一，可分为原发性心肌损害和继发性心肌损害。原发性心肌损害包括缺血性心肌损害（如冠心病引发的心肌缺血、心肌梗死等）、心肌炎和心肌病等，继发性心肌损害包括糖尿病、甲状腺疾病、服用心脏毒性药物等并发的心肌损害。

（2）心脏负荷过重。心脏负荷过重是慢性心衰的发病原因之一，可分为压力负荷（心脏后负荷）过重和容量负荷（心脏前负荷）过重。

- 压力负荷过重：见于高血压、主动脉瓣狭窄、肺动脉高压、肺动脉瓣狭窄等左、右心室收缩期射血阻力增加的疾病。
- 容量负荷过重：见于心脏瓣膜关闭不全等疾病引起的血液反流、先天性心脏病（如室间隔缺损等）引起的血液分流。此外，伴有全身循环血量增多的疾病（如慢性贫血、甲状腺功能亢进症等）也会导致心脏容量负荷过重。

2．常见诱发因素

有基础心脏病的老年人，其心力衰竭常由某些加重原发疾病或增加心脏负荷的因素诱发，诱发因素主要为感染（呼吸道感染是最常见、最重要的诱因）和心律失常。此外，情绪激动、压力过大和引起血容量增加的治疗等，也可诱发心力衰竭。

（二）症状

1．左心衰竭

左心衰竭以肺循环淤血和心输出量（每分钟由左心室或右心室射入主动脉或肺动脉的血

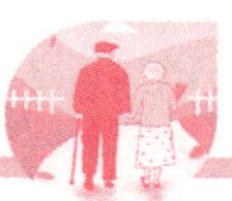

量）降低为主要表现。

（1）呼吸困难：不同程度的呼吸困难是左心衰竭最主要的症状，可表现为劳力性呼吸困难、夜间阵发性呼吸困难或端坐呼吸。

（2）咳嗽、咳痰：由肺泡和支气管黏膜淤血所致。痰液多为白色浆液性泡沫状痰，偶可带血丝。

（3）疲倦、乏力、头晕、心悸：主要是心输出量降低，器官、组织血液灌注不足及代偿性心率加快所致。

（4）少尿：左心衰竭致肾血流量减少，可出现少尿。

2．右心衰竭

右心衰竭以体循环淤血为主要表现。

（1）消化道症状：胃肠道及肝淤血可引起腹胀、食欲不振、恶心、呕吐等症状，这是右心衰竭最常见的症状。

（2）呼吸困难：部分右心衰竭由左心衰竭进展而来，故原有的呼吸困难症状仍存在；单纯性的右心衰竭也会出现明显的呼吸困难。

3．全心衰竭

右心衰竭继发于左心衰竭而形成的全心衰竭，因右心衰竭时右心排血量减少，所以呼吸困难等肺循环淤血症状反而有所减轻，主要表现为左心衰竭中心输出量减少的相关症状。

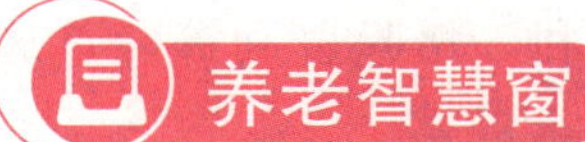

心功能分级

心力衰竭的严重程度常采用美国纽约心脏病协会（NYHA）的心功能分级方法，如表 2-4 所示。

表 2-4　NYHA 心功能分级

分级	症状
Ⅰ级	活动不受限。日常体力活动不引起明显的气促、疲乏或心悸
Ⅱ级	活动轻度受限。休息时无症状，日常活动可引起明显的气促、疲乏或心悸
Ⅲ级	活动明显受限。休息时可无症状，轻于日常活动即引起明显的气促、疲乏或心悸
Ⅳ级	休息时也有症状，任何体力活动均会引起不适。如无须静脉给药，可在室内或床边活动者为Ⅳa 级；不能下床并需静脉给药支持者为Ⅳb 级

（三）常见的辅助检查

慢性心衰常见的辅助检查项目主要有心电图检查、胸部 X 线检查、冠状动脉造影检查、有创性血流动力学检查等。

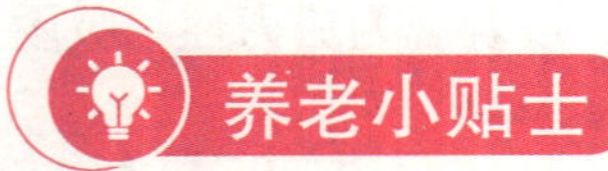

血流动力学是研究心血管系统内流动的血液的流量、阻力和压力之间关系的学科。

（四）治疗要点

1．脱离危险因素

（1）病因治疗。对于所有可能导致心脏功能受损的常见疾病，如高血压、冠心病等，应在其尚未造成心脏结构改变前采取有效治疗。

（2）消除诱因。消除诱因的措施包括以下几种：① 积极选用适当的抗生素控制感染；② 对于心室率很快的心房颤动患者，如不能及时复律应尽快控制心室率；③ 检查并纠正患者所患的甲状腺功能亢进、贫血等疾病。

2．药物治疗

（1）利尿药。利尿药通过排钠排水来减轻心脏的容量负荷，是慢性心衰治疗中改善症状的“基石”，原则上在慢性心衰急性发作和明显体液潴留时应用。

（2）肾素-血管紧张素-醛固酮系统抑制剂（RAAS）。

- 血管紧张素转换酶抑制剂（ACEI）：常用药物有贝那普利、培哚普利等，首选ACEI。
- 血管紧张素Ⅱ受体阻滞剂（ARB）：常用药物有氯沙坦、厄贝沙坦等，当ACEI引起干咳、血管性水肿时，可改用ARB。
- 醛固酮受体拮抗剂：常用螺内酯，其应用最广泛。

（3）β 受体阻滞剂。β 受体阻滞剂可抑制交感神经的激活，抑制心室重塑。常用药物有美托洛尔、比索洛尔、卡维地洛。

（4）正性肌力药。

- 洋地黄类药物：可增强心肌收缩力，抑制心脏传导系统。常用药物有地高辛、毛花甘丙（西地兰）、毒毛花苷K等。
- 非洋地黄类正性肌力药：① 肾上腺受体激动药，能增强心肌收缩力，扩张血管，特别是肾小动脉，且心率加快不明显，常用药物有多巴胺、多巴酚丁胺等；② 钙增敏剂，能扩张血管，保护心肌细胞，常用药物为左西孟旦。
- 磷酸二酯酶抑制剂：能增强心肌收缩力，常用药物为米力农。

（5）扩血管药。扩血管药仅应用于伴有心绞痛或高血压的患者，禁止用于存在瓣膜狭窄的患者。

3．非药物治疗

当药物治疗无效时，可使用人工机械类器具辅助或代替部分心脏功能，以改善心脏循

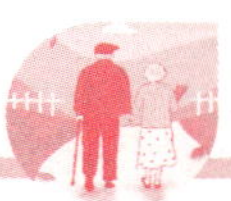

环衰竭状态。其基本原理是降低心脏的前后负荷，增加心脏容量储备，从而使心脏功能逐步恢复。

二、预防措施

（1）向老年人科普运动的积极作用，鼓励其参与运动，督促其坚持动静结合，循序渐进地增加运动量。

（2）对心衰风险期的老年人，应积极干预各种危险因素，如控制血压、血糖、血脂等。

（3）为老年人规避任何可增加心力衰竭风险的行为，如吸烟、饮酒等。

（4）对于身材肥胖的老年人，应协助其控制体重；对身材消瘦的老年人，应增强营养支持。

三、护理措施

（一）生活护理

1．环境护理

护理员应保持老年人居室环境安静、整洁，温度、湿度适宜，并适当通风。

2．饮食护理

护理员应为老年人提供低脂、易消化的食物，坚持少食多餐；应限制老年人进食含盐量高的食物，如腌制品或熏制品、罐头食品、海产品、苏打饼干等，将盐的摄入量控制在2～3 g/d，同时告知老年人低盐饮食对疾病治疗的重要性；应注意烹饪技巧，可用糖、代糖、醋等调味品增进老年人食欲。

3．休息护理

老年人有明显呼吸困难时应让其卧床休息，以减轻心脏负荷，利于心功能恢复；下肢水肿的老年人如无明显呼吸困难，可为其抬高下肢，以利于静脉回流，增加回心血量。同时，应保证卧床老年人体位的舒适与安全，有条件时加用床挡防止坠床。

（二）病症护理

1．病情观察

护理员应注意监测老年人的血压、血氧饱和度、心率、心电图等，注意观察其呼吸频率和深度、意识、精神状态、皮肤颜色及温度。

2．控制液体出入量

护理员应在老年人每天晨起排尿后、早餐前，嘱其穿着同类服装，用同一体重秤为其测量体重；应准确记录24 h液体出入量，当每小时尿量<30 mL时，应立即通知医务人员。

3．呼吸困难的护理

详见本项目任务一的有关内容。

4. 用药护理

护理员应严密观察老年人用药后的疗效和不良反应，并做出相应改善措施。例如，利尿剂的不良反应主要是低钾血症，表现为乏力、腹胀等，对服用排钾利尿剂的老年人，应为其补充含钾丰富的食物，如橙汁、香蕉、柑橘、马铃薯等；服用洋地黄类药物易出现中毒表现，对服用洋地黄类药物的老年人，应严密监测其心率、心律及心电图变化，一旦出现中毒表现，应立即停用，并立即通知医务人员做相应处理。

养老小贴士

洋地黄类药物中毒的表现如下：

（1）胃肠道反应：如恶心、呕吐、食欲不振。

（2）视觉异常：如视物模糊、黄视（视物变黄）、绿视（视物变绿）等。

（3）神经系统症状：如头晕、头痛、意识障碍、神志改变。

（4）心电图改变：如各种心律失常。

（三）心理护理

焦虑、抑郁和孤独等心理对老年人慢性心衰的转归有不良影响，护理员应耐心给予其心理疏导，与家属一起安慰、鼓励老年人，帮助其树立战胜疾病的信心。此外，还可以让老年人通过读书看报、听舒缓的音乐等方式转移注意力，避免不良的心理刺激。

注意力转移法

任务实施

护理齐奶奶

【任务背景】

面对慢性心力衰竭的诊断，齐奶奶和她的家人感到既震惊又担忧，但医生告诉他们，通过合理的治疗和生活方式的调整，可以有效地控制病情、提高生活质量。小郭遵循医生的指导，协助齐奶奶配合规律的药物治疗，并帮助齐奶奶调整日常生活习惯、改变饮食结构，同时鼓励齐奶奶保持积极乐观的心态应对疾病。在小郭的细心护理下，齐奶奶的病情得到了很好的控制。

【任务要求】

（1）以小组为单位，每组 6～8 人。

（2）组内成员根据任务导入和任务实施的情景，结合本任务所学内容，扩写情景剧剧本，剧本内容应包括护理员小郭对齐奶奶日常生活、病症及心理等方面的护理。

（3）每组派两人上台表演，一人扮演齐奶奶、一人扮演护理员小郭。演练完成后，任课教师点评。

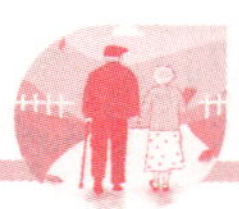

任务五　掌握心律失常的预防与护理措施

任务导入

陈爷爷，77岁，退休后一直住在养老院里。他经常在养老院的花园中忙碌。一天，他正忙着修剪树枝时，突然感到心跳加速，并且伴随着轻微的头晕。

护理员小马得知这一情况后，提醒陈爷爷避免过度劳动。陈爷爷虽感到遗憾，但也听从了小马的建议。可是休息了几天后，陈爷爷的这些症状不但没有消失，反而越来越频繁。小马当即带陈爷爷去医院就诊。医院检查结果显示，陈爷爷患有一种名为“房颤”的心律失常，这令陈爷爷十分恐慌。

仔细阅读上述案例并思考：

你了解心律失常吗？除了房颤，心律失常还有哪些类型？小马应为陈爷爷采取哪些护理措施？

一、疾病概述

心律失常是指心脏跳动的节律紊乱。心脏冲动的频率、节律、起源部位、传导速度或传递顺序中任一环节发生异常都有可能导致心律失常。

（一）类型与症状

根据发生机制，心律失常可分为冲动形成异常和冲动传导异常；根据发生时心率的快慢，心律失常可分为快速性心律失常和缓慢性心律失常；根据发生部位，心律失常可分为室上性（包括窦性、房性、房室交界区）心律失常和室性心律失常。

1．窦性心律失常

正常窦性心律的冲动起源于窦房结，成人频率为60～100次/min。窦性心律失常是指由窦房结冲动频率异常或窦性冲动传导异常导致的心律失常，主要包括以下类型。

（1）窦性心动过速。老年人窦性心律的频率超过100次/min，称为窦性心动过速，其是老年人生理性或病理性应激反应的表现。在生理状态下，老年人可在吸烟、饮茶、喝咖啡、饮酒、体力活动或情绪激动等情况下发生窦性心动过速；某些病理状态，如发热、甲状腺功能亢进、贫血、心肌缺血、心力衰竭、休克及应用肾上腺素或阿托品等，亦可引起窦性心动过速。

（2）窦性心动过缓。老年人窦性心律的频率低于60次/min，称为窦性心动过缓，其在老年人群中较为少见。

（3）窦性停搏。窦性停搏是指窦房结在较长时间内不能产生冲动。一旦窦性停搏时间过长，老年人可发生头晕，甚至晕厥，严重者可发生阿-斯综合征，甚至死亡。

养老小贴士

阿-斯综合征即心源性脑缺血综合征，是指由心输出量突然减少导致的短暂意识丧失。其发作时长和严重程度取决于脑缺血的时间与程度。

（4）病态窦房结综合征。病态窦房结综合征是指由窦房结起搏和传导功能障碍导致的以多种心律失常为主要表现的综合征。患者可出现心、脑等脏器供血不足的症状，如发作性头晕、心悸、乏力等，严重者可发生晕厥。由于冠心病、心肌病、高血压等在老年人群中的发病率较高，而这些疾病可损伤窦房结动脉，导致窦房结及其周围组织缺血、纤维化，以及窦房结退行性变，故老年人群中该病的发生率较高。

2．房性心律失常

（1）房性心动过速。房性心动过速是指起源于心房，无房室结参与的心动过速。患者可出现心悸、胸闷、头晕、胸痛、呼吸困难、乏力等症状。

（2）心房颤动和心房扑动。心房颤动简称“房颤”，是最常见的持续性心律失常，其频率可达 250～600 次/min，心室率规则或不规则。随着年龄的增长，房颤的发生率会成倍增加。心房扑动是介于房性心动过速和心房颤动之间的快速性心律失常，其频率可达 250～350 次/min 且心室率规则。患者多出现心悸、胸闷、气短、头晕等症状，严重者可能诱发心绞痛或心力衰竭。

3．室性心律失常

（1）室性心动过速。室性心动过速是指起源于房室束及分叉以下的心动过速。患者可出现气促、少尿、低血压、晕厥、心绞痛等症状。

（2）心室颤动和心室扑动。心室颤动和心室扑动是致命性的心律失常。患者可出现意识丧失、抽搐、呼吸停止甚至死亡的情况。其中，心室扑动的频率可达 150～300 次/min（通常在 200 次/min 以上）且心室率规则，而心室颤动的频率极不规则。

4．心脏传导阻滞

冲动在心脏传导系统的任何部位均可发生减慢或阻滞。若阻滞发生于窦房结与心房之间，称为窦房传导阻滞；发生于心房与心室之间，称为房室传导阻滞；发生于心房内，称为房内传导阻滞；发生于心室内，称为室内传导阻滞。症状较轻者可出现心悸，严重者可出现疲乏、头晕、晕厥、心绞痛、心力衰竭等。

（二）常见的辅助检查

心电图检查是诊断各种心律失常时最常用的辅助检查方法，不同类型的心律失常在心电图上有不同的特征性改变。

（三）治疗要点

1．去除病因

积极治疗引起心律失常的心脏病和消除引起心律失常的诱发因素。

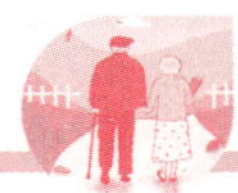

2．调整心律

建议老年人定期随访，必要时可使用心脏起搏器来调整心律。

二、预防措施

（1）教给老年人自测脉搏的方法，以利于监测自我病情。

（2）督促老年人戒烟、戒酒，避免提供可提高兴奋性的食物，如咖啡、浓茶等。

（3）注意补充老年人膳食中钾盐的含量，以预防低钾血症，从而避免诱发室性心动过速。

（4）嘱老年人排便时避免过度屏气，以免增加心率。

（5）嘱老年人注意劳逸结合、生活规律，保证充足的休息，保持良好的心情。

三、护理措施

（一）生活护理

1．环境护理

护理员应保证老年人居室内空气清新、通风良好，并保持安静的氛围，以利于老年人心情平静、放松。

2．饮食护理

护理员应为老年人提供低能量、易消化的食物，且坚持少食多餐。

3．休息护理

对心律失常频繁发作，且伴有头晕、晕厥或曾有跌倒史的老年人，护理员应安排其卧床休息，并避免单独外出，防止发生意外。当老年人因心律失常发作产生胸闷、心悸、头晕等不适时，应协助其采取高枕卧位、半卧位或其他舒适体位，尽量避免采取左侧卧位，以防止老年人因感到心脏搏动而加重不适感。

（二）病症护理

1．心电监护的护理

护理员应在为老年人安放监护电极前，清洁其局部皮肤，用乙醇棉球去除皮肤上的油脂；应每隔 1～2 d 更换一次电极片或在电极片松动时随时更换；应在去除电极片后，及时为老年人清洁皮肤；对部分皮肤易过敏的老年人，应注意观察电极片周围有无皮肤发红、瘙痒、水疱甚至破溃等现象。

养老探索营

请同学们以两人为一组，根据上述内容，查阅相关视频，模拟护理员为老年人安放监护电极。

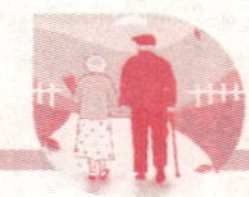

2．氧疗的护理

对有呼吸困难、发绀等缺氧表现的老年人，护理员应遵医嘱给予氧气吸入。

3．制订活动计划

护理员应根据老年人心律失常的类型、症状及严重程度，为其制订合适的活动计划，但要注意避免过度劳累。

4．用药护理

护理员应严格遵医嘱按时、按量给予老年人抗心律失常药物，并注意观察老年人用药前、用药过程中及用药后心率、血压的变化。如出现不良反应，应立即通知医务人员处理。

（三）心理护理

老年人可能会因为心律失常反复发作、疗效欠佳、疾病知识欠缺、对住院环境及仪器设备陌生等而出现恐惧、焦虑的心理。护理员应向老年人讲解心律失常的相关知识，说明心律失常治疗的有效性，鼓励老年人保持乐观稳定的情绪，以积极的心态对抗疾病。

任务实施

为陈爷爷制订护理方案

【任务背景】

小马向陈爷爷解释了他的病情，告诉他这是一种常见的心律失常，可以通过适当的治疗和调整生活方式来控制。接下来的日子里，除了定期带陈爷爷到医院复查，小马还为陈爷爷制订了一份个性化的护理计划，并鼓励陈爷爷继续他的园艺爱好，但注意不要过度劳累。此外，小马每天都会陪陈爷爷适当散步来保持他的心脏健康。

【任务要求】

（1）请根据本任务所学知识，结合任务导入和任务实施的背景，以6～8人为一组，帮助小马为陈爷爷制订一份个性化的护理方案，并形成书面内容。

（2）各组派1人上台分享本组制订的护理方案，由任课教师进行评分。

项目检测

一、填空题

1．劳力性呼吸困难常为__________最早出现的症状。

2．老年人使用降压药物应遵循__________、__________、__________和__________四项原则。

3．心绞痛的疼痛部位主要位于__________，可波及__________，常放射至__________。

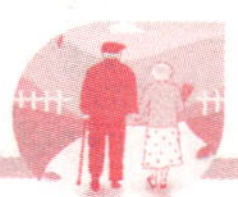

4．左心衰竭以__________和__________为主要表现。

5．窦性心律失常的类型主要包括__________、__________、__________和__________。

二、判断题

1．夜间持续性呼吸困难是心源性呼吸困难的特征之一。（　　）

2．高血压有明显的家族聚集性，约60%的高血压患者有高血压家族史。（　　）

3．随着年龄的增长，老年人的收缩压和舒张压均逐渐升高。（　　）

4．β受体阻滞剂通过排钠、排水来减轻心脏的容量负荷，是慢性心衰治疗中改善症状的“基石”。（　　）

5．一旦老年人发生高血压急症，护理员应安排其绝对卧床休息，并抬高床头。（　　）

6．心绞痛一般持续时间较短，多为1～2 min。（　　）

7．急性心肌梗死的全身症状一般在疼痛发生后24 h内出现。（　　）

8．压力负荷即心脏后负荷。（　　）

9．老年人窦性心律的频率超过100次/min，称为窦性心动过速。（　　）

10．对需要心电监护的老年人，为其更换电极片的频率为1周1次。（　　）

三、简答题

1．简述高血压的饮食护理要点。

2．简述急性心肌梗死的病症护理要点。

3．简述心律失常的预防措施。

四、案例分析题

刘大爷，男，68岁，因“间断心悸、呼吸困难伴双下肢水肿2年，加重3月余”来院就诊。刘大爷自诉2年前无明显诱因出现心悸、呼吸困难，并伴双下肢水肿，就诊于当地医院，给予对症治疗后，症状缓解。此后上述症状间断出现，特别是在活动后较为明显。3个月前，刘大爷自觉上述症状加重，轻微活动后即感气短，并且腹部胀痛伴恶心，夜间睡觉需抬高床头，不能平卧。

请回答以下问题：

1．初步判断刘大爷所患的疾病。

2．请简述该病的治疗要点。

3．请为刘大爷制订护理方案。

项目学习成果评价

请各位同学根据表 2-5 的评价标准，结合自己的课上学习情况、任务实施和项目检测的完成情况，评价本项目的学习成果，并请任课教师评价打分。

表 2-5　项目学习成果评价表

<table>
<tr><td>班级</td><td></td><td>组号</td><td></td><td>日期</td><td></td></tr>
<tr><td>姓名</td><td></td><td>学号</td><td></td><td>任课教师</td><td></td></tr>
<tr><td>项目名称</td><td colspan="5">老年人循环系统常见疾病预防与护理</td></tr>
<tr><td rowspan="2">评价项目</td><td rowspan="2" colspan="2">评价标准</td><td rowspan="2">分值</td><td colspan="2">评分</td></tr>
<tr><td>自评分</td><td>师评分</td></tr>
<tr><td rowspan="4">知识</td><td colspan="2">掌握老年人循环系统疾病常见的症状和体征及其护理措施</td><td>15</td><td></td><td></td></tr>
<tr><td colspan="2">掌握老年人循环系统常见疾病的预防和护理措施</td><td>20</td><td></td><td></td></tr>
<tr><td colspan="2">熟悉老年人循环系统常见疾病的发病原因和症状</td><td>5</td><td></td><td></td></tr>
<tr><td colspan="2">了解老年人循环系统常见疾病的治疗要点和常见的辅助检查项目</td><td>5</td><td></td><td></td></tr>
<tr><td rowspan="2">技能</td><td colspan="2">能够遵医嘱指导患有循环系统疾病的老年人正确用药</td><td>15</td><td></td><td></td></tr>
<tr><td colspan="2">能够为患有循环系统疾病的老年人制订合理的护理方案</td><td>20</td><td></td><td></td></tr>
<tr><td rowspan="2">素养</td><td colspan="2">具有团队意识，能够与小组成员通力合作，高效完成小组任务</td><td>10</td><td></td><td></td></tr>
<tr><td colspan="2">能够认真学习专业技术，精益求精，不断提升自身专业服务能力</td><td>10</td><td></td><td></td></tr>
<tr><td colspan="3">合计</td><td>100</td><td></td><td></td></tr>
<tr><td colspan="3">总分（自评分×40%＋师评分×60%）</td><td colspan="3"></td></tr>
<tr><td>自我评价</td><td colspan="5"></td></tr>
<tr><td>教师评价</td><td colspan="5"></td></tr>
</table>

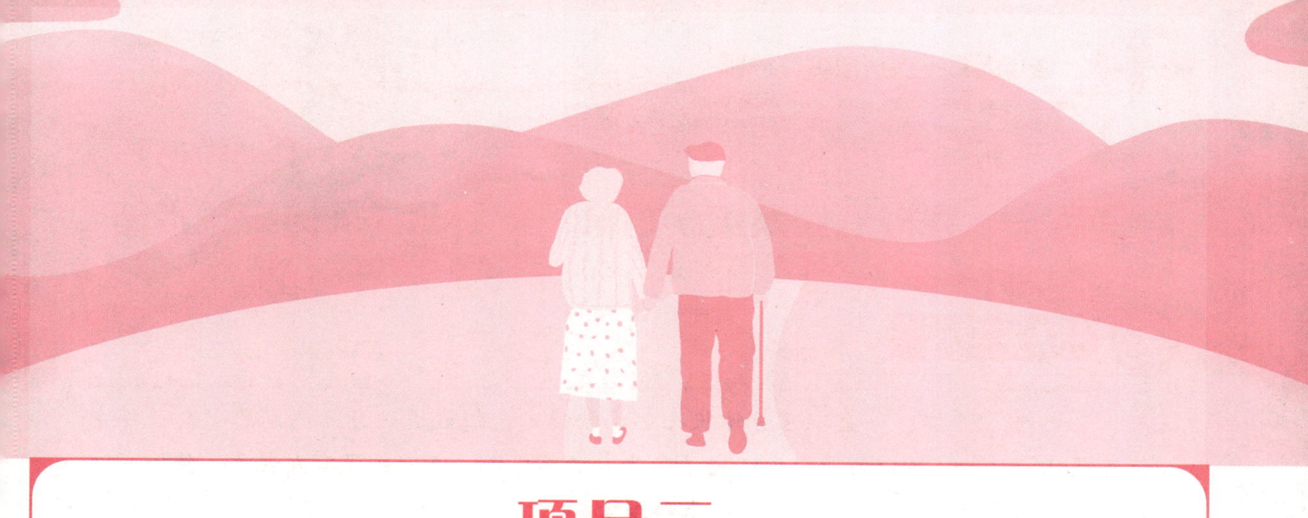

项目三
老年人消化系统常见疾病预防与护理

项目导读

老年人的消化系统就像是一辆经历了多年风雨的老式汽车，虽然依然能够运转，但性能已经大不如前。这辆“老车”的引擎——胃，可能不再像年轻时那样动力十足，消化食物的速度变慢，就像引擎的功率下降，需要更长的时间才能完成一次旅程。而肠道这些“道路”也变得崎岖不平，不再像年轻时那样顺畅，就像坑坑洼洼的道路，使食物的运输变得艰难。

本项目主要介绍如何预防和护理老年人消化系统的常见疾病，帮助老年人的消化系统继续充分发挥它的作用，让老年人能够享受美食带来的乐趣。

知识目标

- 掌握消化系统疾病常见的症状、体征及其护理措施。
- 熟悉老年人消化系统常见疾病的发病原因和症状。
- 了解老年人消化系统常见疾病的治疗要点和常见的辅助检查项目。
- 掌握老年人消化系统常见疾病的预防和护理措施。

技能目标

- 能够做好老年人消化系统疾病的预防工作。
- 能够根据病情为患消化系统疾病的老年人制订合理的护理方案。

素质目标

- 具有“尊老敬老、以人为本、用心服务、敬业奉献”的职业道德和坚定的职业信念，愿意投身于我国的养老事业。
- 具有终身学习的理念，关注学科发展，与时俱进、勇于创新。

任务一　掌握消化系统疾病常见症状和体征的护理措施

任务导入

李奶奶，75 岁，一直以来身体状况都比较稳定，但最近她开始感到恶心，并偶尔伴有呕吐。起初，她以为是自己吃错了东西或者感冒了，所以并没有太在意。然而，这种情况持续了一段时间，而且变得越来越频繁。

有一天，李奶奶在吃完晚饭后突然感到强烈的恶心，随后开始呕吐。家人见状立即将她送至医院。医生详细询问了李奶奶的症状，并进行了全面的检查。其间，李奶奶提到，她一直在服用降压药来控制高血压。医生解释说，这些药物可能会影响她的胃肠道功能，从而导致恶心和呕吐。此外，随着年龄的增长，老年人的胃肠道蠕动会减慢，这也可能是造成她恶心和呕吐的原因之一。

仔细阅读上述案例并思考：

消化系统功能降低还可能导致李奶奶出现哪些症状？当李奶奶出现这些症状时，应如何对其进行护理？

一、恶心与呕吐

（一）概述

恶心与呕吐可单独发生，但多数患者先有恶心，继而呕吐。

1．发生原因

引起恶心与呕吐的疾病有很多，其中消化系统的常见疾病有胃炎，消化性溃疡并发幽门梗阻，胃癌，肝、胆囊、胆管、胰、腹膜的急性炎症。此外，胃肠道功能紊乱也可引起心理性呕吐。

2．发生特点

呕吐出现的时间、呕吐的频率、呕吐物的量与性状因病种而异。上消化道出血时，呕吐物呈咖啡色甚至鲜红色；消化性溃疡并发幽门梗阻时，呕吐常在餐后发生，呕吐量大，呕吐物含酸性发酵物；低位肠梗阻时，呕吐物带粪臭味；急性胰腺炎时，呕吐通常频繁而剧烈，呕吐物中可含有胆汁。呕吐频繁且量大者可出现水电解质紊乱、代谢性碱中毒；长期呕吐伴畏食者可出现营养不良；昏迷患者呕吐时易发生误吸，引起肺部感染、窒息等。

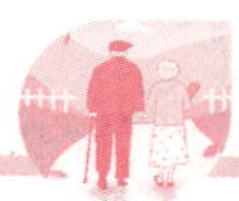

（二）护理措施

1．生活护理

（1）体位护理。老年人发生呕吐时，护理员应协助其坐起或侧卧，头偏向一侧，以免发生误吸；应告知老年人突然起身可能会出现头晕、心悸等不适，指导其坐起时动作缓慢，以免发生直立性低血压。

（2）口腔护理。老年人发生呕吐后，护理员应及时协助其漱口，并做好口腔护理，防止呕吐物长时间残留在口中导致口腔感染。

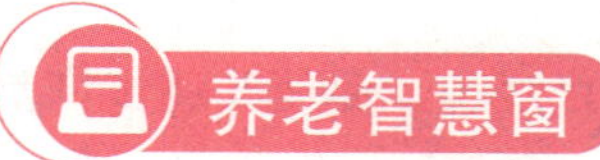

养老智慧窗

如何协助神志清醒的老年人漱口？

护理员可按照以下流程协助老年人漱口。

1．准备

（1）室内环境整洁，温度、湿度适宜。

（2）护理员衣着整洁，洗净双手。

（3）准备水杯（2个）、漱口水、吸管、毛巾等，必要时备润唇膏。

2．沟通

（1）提醒老年人准备漱口，以取得老年人的配合。

（2）询问老年人有无特殊需求，并根据需要协助。

3．漱口

（1）在水杯中倒入适量漱口水，并将吸管放入杯中。

（2）协助老年人坐好或采取半卧位躺好，将毛巾围在老年人的下颌下方及胸前。

（3）一只手握住水杯，另一只手扶住吸管，协助老年人吸取漱口水。

（4）让老年人紧闭双唇，鼓动脸颊3～4次，使漱口水在齿缝内外流动冲刷。

（5）用另一水杯接取老年人吐出的漱口水。

（6）让老年人重复步骤（3）～（5），直至感到口腔清爽。

（7）取毛巾擦干老年人嘴角的水痕。若老年人嘴唇干裂，可为其涂抹润唇膏。

4．整理

（1）将水杯内的污水倒入污水池。

（2）清洗水杯、毛巾，将毛巾悬挂晾干。

（3）将其他用品放回原处备用。

（4）洗净双手。

2．病症护理

（1）病情监测。护理员应定时测量和记录老年人的生命体征，当出现心率加快、呼吸急促、血压降低时，应警惕老年人是否因呕吐失水而出现血容量不足。同时，应重点观察老年人呕吐的特点，记录呕吐的次数，以及呕吐物的性质、量、颜色和气味。此外，还应注意观察老年人有无失水征象，如软弱无力，口渴，皮肤、黏膜干燥和弹性减低，尿量减少，甚至烦躁、神志不清等，如有异常，应立即通知医务人员。

（2）体液补充。对失水的老年人，遵医嘱给予口服补液时，应嘱其少量多次饮用，以免再次引起恶心、呕吐。

（3）应用放松技术。护理员可指导老年人用深呼吸（用鼻吸气，然后张口慢呼气，反复进行）、交谈、听音乐、阅读等方法转移注意力，以减少呕吐的发生。

（4）用药护理。若老年人病情严重，护理员应遵医嘱为其应用止吐药，促使其逐步恢复正常饮食和体力。

二、腹痛

（一）概述

1．发生原因

腹痛是消化系统疾病的常见症状，多由腹部疾病导致，也可由腹部以外的疾病或全身性疾病引起。

2．发生特点

根据病程长短及发生的急缓，腹痛可分为急性腹痛和慢性腹痛。腹痛的表现形式，根据疼痛的性质，可分为隐痛、钝痛、灼痛、胀痛、刀割样痛、钻痛或绞痛等；根据持续时间，可分为持续性或阵发性疼痛。腹痛的部位、性质和程度常与疾病有关：① 胃、十二指肠病变引起的腹痛多为中上腹部隐痛或灼痛；② 小肠病变引起的腹痛多为脐周疼痛，并伴有腹泻、腹胀等表现；③ 大肠病变引起的腹痛为腹部一侧或双侧疼痛；④ 急性胰腺炎引起的腹痛为上腹部剧烈疼痛，表现为持续性钝痛、钻痛或绞痛，并向腰背部呈带状放射。

（二）护理措施

1．生活护理

（1）体位护理。护理员应协助老年人采取舒适的体位，以减轻疼痛感并有利于休息，从而减少疲劳感和体力消耗。

（2）饮食护理。对疼痛严重，伴有恶心、呕吐的老年人，护理员应遵医嘱暂时安排其禁食，待疼痛缓解后可以为其提供少量流质饮食，逐步过渡至半流质饮食及普食。

（3）安全护理。对因疼痛而烦躁不安的老年人，护理员应采取防护措施，如使用床挡，以防止坠床等意外发生。

2．病症护理

（1）疼痛监测。护理员应观察并记录老年人腹痛的部位、性质及程度，发作的时间、频率、持续时间；应注意观察腹痛的伴随症状。例如，伴发热寒战提示可能有炎症存在，伴黄

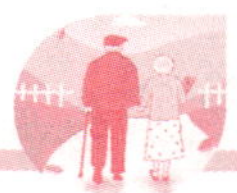

疸提示与肝胆胰疾病有关，伴休克提示可能与脏器破裂出血有关。

（2）应用非药物性缓解方法。非药物性缓解方法是对有慢性腹痛老年人的主要处理方法。这类方法能减轻老年人的焦虑、紧张情绪，提高老年人的疼痛阈值和对疼痛的控制感。常用的方法如下。

- 行为疗法：可通过指导老年人想象某些特定的事物来达到特定的正向效果。例如，通过让老年人回忆一些有趣的往事来转移其对疼痛的注意力；指导老年人深呼吸、冥想、听音乐；等等。
- 局部热敷法：可用热水袋热敷疼痛局部，通过解除肌肉痉挛来达到镇痛效果。需要注意的是，急腹症禁用。

养老小贴士

急腹症是指以急性腹痛为突出表现的急性腹腔内脏器官病变，多为医疗紧急情况，需要紧急和具体诊断，有些需要立即手术治疗。

（3）用药护理。对疼痛严重、难以忍受的老年人，护理员应遵医嘱给老年人应用镇痛药物，并严格观察药物的疗效和不良反应，如口干、恶心、呕吐、便秘等，同时要注意观察老年人用药后的镇静状态。

三、腹泻

（一）概述

腹泻是指排便次数多于平日的频率，且粪便稀薄或含有未消化的食物、黏液及其他病理性物质。

养老小贴士

正常人的排便频率多为每天 1 次，有的人每天 2～3 次或每 2～3 天 1 次，只要粪便的性状正常，均属正常范围。

1．发生原因

腹泻多由肠道疾病引起，其他原因还包括药物、全身性疾病、过敏和心理因素等。

2．发生特点

小肠病变引起的腹泻，粪便呈糊状或水样，可含有未完全消化的食物成分，大量水泻易导致脱水和电解质丢失，部分慢性腹泻的老年人可发生营养不良。大肠病变引起的腹泻，粪便可含脓液、血液、黏液，病变累及直肠时，可出现里急后重。

病程短于4周的腹泻为急性腹泻，超过4周或长期反复的腹泻为慢性腹泻。

（二）护理措施

1. 生活护理

（1）饮食护理。护理员应为老年人提供少渣、易消化的食物，避免提供生冷、高膳食纤维、味道浓烈的食物。对急性腹泻的老年人，应遵医嘱给予禁食、流质饮食、半流质饮食或软食。

（2）休息护理。对急性起病、全身症状明显的老年人，应嘱其卧床休息，注意腹部保暖，如可用热水袋热敷其腹部，以减弱肠道运动，减少排便次数。

2. 病症护理

（1）病情观察。护理员应观察并记录老年人粪便的性状、气味和颜色，排便次数和量，有无腹痛及疼痛的部位，有无里急后重、恶心、呕吐、发热等伴随症状。急性严重腹泻时，老年人会丢失大量的水分和电解质，可出现脱水及电解质紊乱，严重时可能出现休克，因此，护理员应严密监测此类老年人的生命体征、意识、尿量等变化。

（2）肛周皮肤护理。当老年人排便频繁时，护理员应在其排便后用温水为其清洗肛周，保持肛周皮肤清洁干燥，避免粪便刺激导致肛周皮肤损伤。如老年人肛周皮肤损伤，可为其涂抹凡士林或皮肤保护油以保护肛周皮肤，促进损伤部位快速愈合。

（3）体液补充。对失水的老年人，护理员应及时遵医嘱为其补充液体、电解质、营养物质，以满足生理需要量，补充额外丢失量，恢复和维持血容量。对需要静脉补液的老年人，应注意输液速度，避免输液速度过快引起循环衰竭。

（4）用药护理。遵医嘱为老年人使用止泻药时，应注意观察其用药后的排便情况，腹泻得到控制后应立即停药。

四、便秘

（一）概述

1. 概念

便秘是指排便频率减少，1周内排便次数少于3次，且排便困难，大便干结、量少，便后仍有便意。便秘时可伴有肛门疼痛、肛裂、痔疮，常可在左下腹乙状结肠部位触及条索状物。

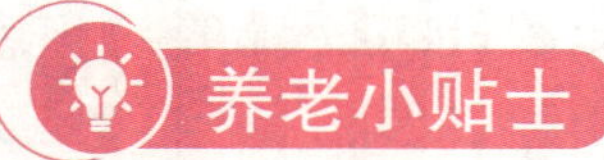

某些老年人在正常生理状态下习惯于隔几天排便1次，但无排便困难和大便干结，故不能以每天排便1次作为正常排便的标准。

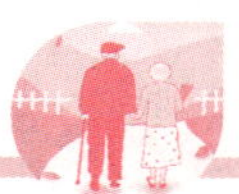

2. 发生原因

根据有无器质性病变，便秘可分为器质性便秘和功能性便秘。

（1）器质性便秘。器质性便秘是指由肠道疾病、内分泌和代谢性疾病、神经肌肉系统疾病及药物和化学品中毒等导致的便秘。

（2）功能性便秘。功能性便秘是指非疾病因素导致的便秘。其可由以下几种原因导致：

- 肠道蠕动减少：由膳食纤维缺乏、饮水量过少、进食量过少、活动量过少等导致。
- 排便动力不足：由膈肌、腹肌及盆底肌张力降低导致，如长期卧床、身体虚弱等。
- 排便习惯受到干扰：由精神紧张、生活规律改变、环境变化等导致。
- 药物依赖：长期滥用泻药，可导致排便反射减弱甚至消失。

（二）护理措施

1. 生活护理

（1）环境护理。护理员应为老年人提供隐蔽的排便环境，如使用屏风、帘子遮挡等，同时给予其充裕的排便时间。

便秘老年人的排便护理

（2）饮食护理。护理员应多为老年人提供高膳食纤维的食物，如水果、蔬菜、粗粮、豆类等；也可多提供蜂蜜、香蕉等具有润肠通便作用的食物；避免提供辛辣刺激性食物。此外，应嘱老年人多饮水，每天的饮水量不低于 2 000 mL（除特殊疾病患者外，如心力衰竭者），同时建议老年人晨起或餐前饮用温开水，以刺激排便反射。

（3）体位护理。对长期卧床的老年人，护理员应为其提供便盆。使用时，护理员应协助老年人采取坐位或抬高床头，利用重力使腹内压增加，促进排便。

（4）活动护理。护理员应鼓励老年人适当活动，以增强胃肠动力，促进排便。对可下床活动的老年人，可为其制订运动计划，选择适当的有氧运动，如散步、打太极拳等；对长期卧床的老年人，可协助其进行床上运动，锻炼腹肌和盆底肌力量。

2. 病症护理

（1）病情观察。护理员应记录老年人每天或每周的排便情况，包括排便的次数、排便量、粪便的性状、排便是否费力等。此外，还应关注老年人便秘发作的时间、加重或缓解的因素。

（2）腹部按摩。当老年人排便时，护理员可按照结肠的走向顺时针为其按摩腹部，促使肠内容物向下移动，同时可轻微按压以增加腹内压，达到促进排便的效果，如图 3-1 所示。此外，可每天为老年人按摩腹部，以肚脐为中心沿顺时针方向转圈，要求力度适中，且每次不少于 30 圈。

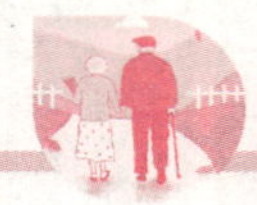

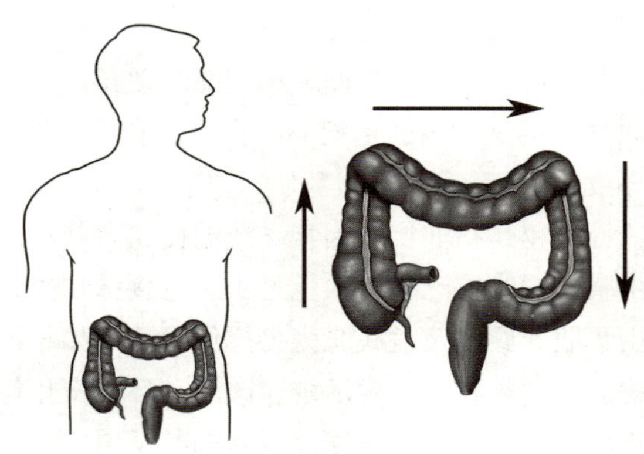

图 3-1 腹部按摩手法

（3）用药护理。对便秘严重的老年人，可遵医嘱为其使用较为缓和的泻药；也可使用简易通便剂，如开塞露、甘油栓等。

如何使用开塞露为老年人通便？

1．准备

（1）调节室内温度为 22～24℃。

（2）准备开塞露、纸巾、一次性护理垫等。

（3）护理员衣着整洁，戴好口罩和手套，关闭门窗或拉开屏风遮挡。

2．沟通

提醒老年人即将使用开塞露为其通便，取得老年人的配合。

3．摆放体位

（1）在床边适宜位置铺好一次性护理垫。

（2）为老年人（或由老年人自己）脱下裤子至大腿部，暴露臀部。

（3）协助老年人采取左侧卧位，臀部靠近床边且位于护理垫上。

4．注入开塞露

（1）取下开塞露的盖子，左手持纸巾分开老年人的臀部暴露肛门，右手轻轻捏住开塞露球部挤出少量药液，润滑开塞露细管部分和肛门。

（2）将开塞露细管部分插入肛门，将药液全部挤入直肠内。

（3）右手撤去开塞露的外壳，左手持纸巾按压肛门几分钟。

（4）帮老年人提上裤子，嘱老年人保持体位 5～10 min。

（5）待老年人有明显便意时，及时协助其如厕。

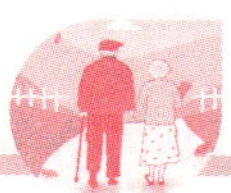

5. 整理

（1）将开塞露外壳、纸巾、一次性护理垫等放入垃圾桶内。

（2）洗净双手，整理床单位，开窗通风。

（3）记录开塞露的使用时间和用量、老年人的排便次数和排便量。

任务实施

为李奶奶制订护理方案

【任务背景】

在医生的指导下，李奶奶开始调整自己的饮食和用药习惯。几周后，她的恶心和呕吐症状明显减轻。这次经历让李奶奶和她的家人意识到，对于老年人来说，即使是看似普通的症状，也不应忽视，及时就医和适当调整生活习惯是非常重要的。李奶奶的家人认为自己缺少专业的护理知识，于是请了护理员小红照顾李奶奶的日常生活，谨防李奶奶再次出现类似症状。

【任务要求】

（1）请根据本任务所学知识，结合任务导入和任务实施的背景，以6～8人为一组，帮助小红为李奶奶制订一份个性化的护理方案，并形成书面内容。

（2）各组派1人上台分享本组制订的护理方案，由任课教师进行评分。

任务二　掌握慢性胃炎的预防与护理措施

任务导入

王爷爷，67岁，是一位独居老人。3年前，王爷爷饮酒后出现上腹痛、恶心、反酸，此后病情常反复发作，且多发作于饮酒、受凉后，以及过食辛辣、刺激、寒凉食物后。1周前，王爷爷饮酒后上腹部疼痛加重，伴恶心、反酸、呃逆、嗳气、食欲不振。其子女听说后立即从外地赶回来陪同其去医院就诊。经检查，医生诊断王爷爷为慢性胃炎。经过1周左右的治疗，王爷爷的病情现已稳定。王爷爷的子女长期在外地工作，无法陪伴在王爷爷身边照顾他。他们找到了护理员小赵，希望她能给予王爷爷专业的护理。

仔细阅读上述案例并思考：

慢性胃炎可能是由什么原因引起的？如果你是小赵，你认为应该为王爷爷采取哪些护理措施？

一、疾病概述

慢性胃炎是指多种病因引起的慢性胃黏膜炎症病变。其患病率一般随年龄的增长而增加，在老年人群中多见。

（一）发病原因

1. 幽门螺杆菌感染

幽门螺杆菌感染是慢性胃炎最常见的病因。

养老小贴士

幽门螺杆菌具有鞭毛结构，可通过鞭毛运动穿过胃黏膜表面的黏液层，再通过黏附在黏蛋白（消化道上皮细胞分泌的黏液中所含有的一类分子量很高的蛋白质）上渗入胃黏膜上皮细胞。进入细胞后的幽门螺杆菌可释放多种因子损伤胃黏膜上皮细胞，从而引起胃炎、胃溃疡、恶性肿瘤等多种疾病。

2. 十二指肠胃反流

十二指肠胃反流与各种原因引起的胃肠道动力异常、肝胆道疾病及远端消化道梗阻有关。长期反流可导致胃黏膜发生慢性炎症。

3. 药物和毒素损伤

某些药物和毒素可破坏胃黏膜屏障，其中以乙醇最为常见。

4. 自身免疫因素

自身免疫性胃炎以富含壁细胞的胃体黏膜萎缩为主要表现。壁细胞损伤后可成为抗原刺激机体的免疫系统产生相应的壁细胞抗体，从而进一步破坏壁细胞，使胃酸分泌减少甚至缺失。

5. 年龄因素

老年人的胃黏膜可出现退行性改变，加之老年人幽门螺杆菌的感染率较高，因此胃黏膜的修复再生能力较差，容易使炎症慢性化。

（二）症状

慢性胃炎病程迁延，进展缓慢，缺乏特异性症状。70%～80%的患者无明显症状，部分患者有上腹痛或不适、食欲不振、腹胀、嗳气、反酸、恶心和呕吐等非特异性消化不良的症状。自身免疫性胃炎患者可出现明显畏食、贫血和体重减轻。

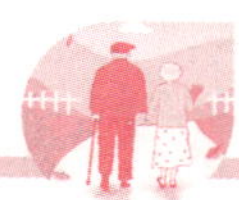

养老小贴士

嗳气是指消化道内的气体（主要来自食管和胃）从口腔溢出，并在经过咽喉时发出特殊声响的现象，俗称“打饱嗝”。嗳气多提示胃内气体较多。

反酸是指酸性胃内容物反流至口咽部，口腔感觉到酸性物质的现象。

（三）常见的辅助检查

慢性胃炎常见的辅助检查项目有胃镜检查、胃黏膜活组织检查和幽门螺杆菌检测。其中，胃镜检查可直视黏膜的损伤情况，是最可靠的检查方法。

（四）治疗要点

1．根除幽门螺杆菌

根除幽门螺杆菌最常用的治疗方案为 2 种抗生素联合 1 种质子泵抑制剂（抑制胃酸分泌的药物），常用药物如表 3-1 所示。

表 3-1　常用的根除幽门螺杆菌的药物

种类	名称
抗生素	克拉霉素、阿莫西林、甲硝唑、替硝唑、喹诺酮类抗生素、四环素
质子泵抑制剂	艾司奥美拉唑、奥美拉唑、兰索拉唑、泮托拉唑、雷贝拉唑

养老小贴士

抗生素在酸性环境下不能正常发挥抗菌作用，因此需要先用质子泵抑制剂抑制胃酸分泌。

2．对症治疗

胃酸过多者，一般给予法莫替丁、丙谷胺、奥美拉唑抑制胃酸分泌，或给予硫糖铝片保护胃黏膜；胃酸偏低及胃酸缺乏者，一般给予胃蛋白酶合剂、1%稀盐酸等；胃痛明显者，一般给予普鲁苯辛、颠茄合剂等解痉剂；胃动力障碍者，一般给予多潘立酮缓解。

二、预防措施

（1）嘱老年人保持良好的心理状态；保证老年人平时生活规律，合理安排其活动和休息时间，注意劳逸结合。

（2）幽门螺杆菌主要在共同生活的老年人之间传播，因此应实行分餐制，以减少感染的机会。

（3）为老年人提供的食物应丰富多样，富含多种营养物质；避免提供熏制、腌制、富含硝酸盐和亚硝酸盐的食物，多提供新鲜食物；避免提供过于粗糙、浓烈、辛辣的食物。

（4）督促老年人尽早戒烟、戒酒，避免大量饮用咖啡或茶等，以防胃酸分泌增加刺激胃黏膜。

三、护理措施

（一）生活护理

1．环境护理

护理员应保证老年人的居室安静、整洁，定时通风，保持室内温度、湿度适宜。

2．饮食护理

护理员应为老年人提供高能量、高蛋白、高维生素、易消化的食物，避免提供过咸、过甜、过辣的刺激性食物；对因疾病影响而畏食、消化不良的老年人，应改进烹饪技巧，增加食物的色、香、味，刺激其食欲；对胃酸分泌过少的老年人，应将食物完全煮熟，以利于消化吸收，并可给予刺激胃酸分泌的食物，如肉汤、鸡汤等；对胃酸分泌过多的老年人，应避免提供酸性、脂肪含量高的食物。

3．休息护理

当老年人出现上腹痛、腹胀、恶心等不适时，护理员应安排其卧床休息，并可利用交谈、听音乐、深呼吸等方法来帮助其转移注意力。

（二）病症护理

1．病情观察

护理员应注意观察老年人的不适症状，如有无腹痛、呕吐等；对消化不良的老年人，应定期测量体重，监测有关营养指标的变化，如血红蛋白浓度、血清清蛋白的含量等。

2．腹痛护理

护理员可应用非药物性缓解方法为老年人缓解疼痛，详见本项目任务一。

3．用药护理

护理员应遵医嘱督促老年人按时服药，并注意药物的禁忌证和不良反应。例如，服用阿莫西林前，应询问老年人有无青霉素过敏史，应用过程中应注意观察有无皮疹等过敏反应的出现；甲硝唑可引起恶心、呕吐等胃肠道反应，应嘱老年人在用餐半小时后再服用。

（三）心理护理

有些老年人由于病情反复、病程迁延，以及缺乏有关慢性胃炎的专业知识，可能会出现焦虑情绪，护理员应时刻关注老年人的心理变化，及时给予疏导，并为其讲解慢性胃炎的相关知识，使其放松心情，以最佳状态接受治疗。

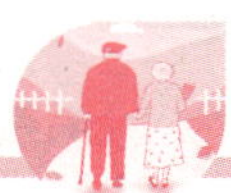

任务实施

保“胃”健康，安享晚年：制作慢性胃炎科普 PPT

【任务背景】

3 个月后，经过小赵的专业护理，王爷爷的身体状况已经慢慢得到改善，胃炎的症状也较之前减轻许多。这天，小赵所在的养老服务中心的李主任找到她，希望她结合护理王爷爷的经历准备一份慢性胃炎科普 PPT，为附近社区的老年人进行科普教育。

【任务要求】

（1）以小组为单位，每组 6～8 人。

（2）组内成员根据任务导入和任务实施的背景，结合本任务所学内容，以“保‘胃’健康，安享晚年”为主题，帮助小赵准备一份慢性胃炎科普 PPT。

（3）各组派 1 人上台讲解本组制作的 PPT，由任课教师点评。

任务三　掌握消化性溃疡的预防与护理措施

任务导入

马爷爷于 2 年前开始出现剑突下偏左部位间断性疼痛，但他一直未在意这件事情。直到 1 个月前，马爷爷突然感觉疼痛加重，还出现了大便发黑的现象，马爷爷的子女见状坚决带他去了医院就诊。医生检查后，诊断马爷爷为胃溃疡伴出血。经过治疗，马爷爷的出血症状已得到控制，可以出院回家休养。子女担心马爷爷年纪较大，无法照顾好自己，便找到附近的一家养老机构，寻求专业的养老服务。

仔细阅读上述案例并思考：

针对马爷爷的身体状况，养老机构可为他采取哪些护理措施？

一、疾病概述

消化性溃疡是指胃肠道黏膜发生的炎性缺损。该病常发生于食管、胃、十二指肠、胃空肠吻合口附近，以胃溃疡和十二指肠溃疡最为常见，老年人以胃溃疡多见。

（一）发病原因

胃酸分泌过多是消化性溃疡形成的直接原因，因为胃酸会对消化道黏膜进行自身消化，造成消化道黏膜的损伤。幽门螺杆菌感染和非甾体抗炎药的应用也是消化性溃疡发生的常见

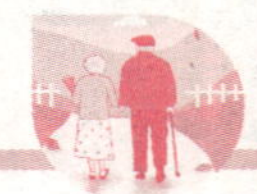

原因。此外，大量饮酒、长期吸烟等也可诱发消化性溃疡。

养老小贴士

非甾体抗炎药是一类不含甾体（具有环戊烷并氢化菲四环结构）的抗炎药。其主要通过抑制炎症介质的释放而发挥解热、镇痛和抗炎作用，对炎症性疼痛有较好的效果。非甾体抗炎药种类很多，常用的有阿司匹林、吲哚美辛、布洛芬、酮咯酸、双氯芬酸等。

（二）症状

1．腹痛

上腹部疼痛是消化性溃疡的主要症状，可表现为钝痛、灼痛、胀痛甚至剧痛，或呈饥饿样不适感。十二指肠溃疡引起的疼痛多位于剑突下偏右的位置，为空腹痛，即餐后 2～4 h 和/或午夜痛，进食或服用抗酸药后可缓解；胃溃疡引起的疼痛多位于剑突下偏左的位置，多在餐后 1 h 内出现，1～2 h 后逐渐缓解，至下餐进食后再次出现，午夜痛也可发生，但较十二指肠溃疡少见。

2．其他

消化性溃疡患者除有上腹部疼痛外，还可有反酸、嗳气、恶心、呕吐、食欲不振等消化不良症状，也可有失眠、多汗等症状。

（三）常见的辅助检查

消化性溃疡常见的辅助检查项目有胃镜检查和胃黏膜活组织检查、X 线胃肠钡餐造影、CT 检查及幽门螺杆菌检测等。其中，胃镜检查和胃黏膜活组织检查是确诊消化性溃疡的首选检查方法和“金标准”，X 线胃肠钡餐造影适用于有胃镜检查禁忌证或不愿接受胃镜检查者，CT 检查对于穿透性溃疡或穿孔很有价值，幽门螺杆菌检测是消化性溃疡的常规检测项目。

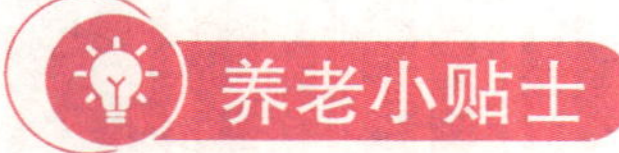

养老小贴士

X 线胃肠钡餐造影是指口服硫酸钡悬浊液以显示胃肠道形态和功能的一种 X 线造影检查。操作时，可结合俯卧位、仰卧位等不同体位观察不同位置的胃肠道。

（四）治疗要点

1．抑制胃酸分泌

目前常用的抑制胃酸分泌的药物有 H_2 受体拮抗剂（如雷尼替丁、法莫替丁等）和质子泵抑制剂两大类。

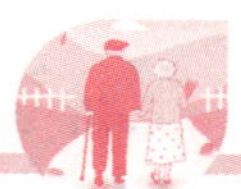

2．根除幽门螺杆菌

凡有幽门螺杆菌感染的消化性溃疡，无论初发或复发、活动或静止、有无并发症，均应给予根除治疗，治疗方案与慢性胃炎相同。

3．保护胃黏膜

枸橼酸铋钾因兼有较强的抑制幽门螺杆菌作用，可在根除幽门螺杆菌时联合使用。

二、预防措施

（1）嘱老年人不要暴饮暴食，避免为其提供刺激性食物，以免损伤胃黏膜。

（2）对嗜烟酒的老年人，应劝导其尽早戒烟、戒酒，但应注意突然戒断烟酒可能会引起焦虑、烦躁，反而会刺激胃酸分泌，故应与老年人共同制订切实可行的戒烟、戒酒计划，并督促其执行。

（3）为老年人做好口腔护理，保持其口腔卫生，防止口腔溃疡。

（4）定期带老年人去医院检查，以及时发现消化性溃疡的相关症状。

三、护理措施

（一）生活护理

1．饮食护理

（1）保证规律进餐。护理员应保证老年人有规律地定时进餐，以维持其消化活动的正常节律：在溃疡活动期，以少食多餐为宜，每天进餐 4～5 次，避免餐间零食和睡前进食，使胃酸分泌有规律；一旦症状得到控制，应尽快恢复正常的饮食规律。此外，老年人进餐时，应提醒其细嚼慢咽，因为咀嚼可增加唾液分泌，中和更多胃酸。

（2）合理选择食物。护理员应为老年人选择营养丰富、易消化的食物。对症状较重的老年人，应以面食为主，因为面食柔软、易消化，且含碱丰富，能有效中和胃酸，若老年人不习惯面食，可以软米饭或米粥替代。同时，由于蛋白质类食物也具有中和胃酸的作用，故可适当在两餐之间为老年人提供脱脂牛奶，但牛奶中的钙质吸收有刺激胃酸分泌的作用，故不宜多饮。此外，应避免提供机械性和化学性刺激强的食物。

养老小贴士

机械性刺激强的食物是指生、冷、硬、高膳食纤维的水果和蔬菜等，如洋葱、韭菜、芹菜等。

化学性刺激强的食物有浓肉汤、咖啡、浓茶，以及辣椒、酸醋等调味品。

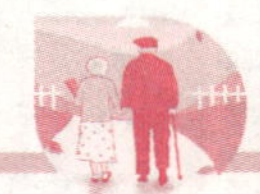

2．休息护理

对处于疾病发作期或症状较重的老年人，护理员应安排其卧床休息，同时保证充足的睡眠，以减轻精神压力；待症状缓解后，可协助其适当活动。

（二）病症护理

1．病情观察

护理员应监测老年人生命体征和腹部体征的变化，观察其腹痛的性质、特点及持续时间，及时发现病情的变化。对持续腹痛的老年人，若腹痛突然缓解，应警惕是否出现急性消化道大出血及胃穿孔，并立即通知医务人员。

2．腹痛护理

护理员应根据老年人的腹痛特点指导其采取合理的缓解疼痛的方法。例如，十二指肠溃疡表现为空腹痛或夜间痛，应指导老年人在疼痛前或疼痛时进食碱性食物（如苏打饼干）或服用抗酸药。此外，局部热敷法也可较好地缓解疼痛。

3．用药护理

护理员应遵医嘱给予老年人口服药物，并注意观察药物的疗效和不良反应。例如，奥美拉唑可引起头晕，特别是用药初期，应嘱老年人用药期间避免高强度活动；H_2受体拮抗剂应在餐中或餐后即刻服用，也可把 1 天的剂量集中在睡前一次服用，若需同时服用抗酸药，则两药应间隔 1 h 以上。

（三）心理护理

护理员应给予老年人同情、理解和关心，并耐心向其讲解引起和加重消化性溃疡的相关因素，指导其保持乐观的情绪、规律的生活方式，避免过度紧张与劳累。

任务实施

为马爷爷制订护理方案

【任务背景】

养老机构安排了护理员小周负责照顾马爷爷。小周有着多年的养老护理经验，她对待工作认真负责，对待老年人耐心细致。在与马爷爷见面后，小周详细了解了他的生活习惯、饮食偏好和健康状况，打算根据这些信息为马爷爷制订个性化的护理方案。

【任务要求】

（1）请根据本任务所学知识，结合任务导入和任务实施的背景，以 6～8 人为一组，帮助小周为马爷爷制订一份个性化的护理方案，并形成书面内容。

（2）各组派 1 人上台分享本组制订的护理方案，由任课教师进行评分。

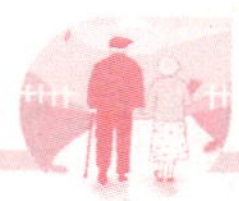

任务四 掌握上消化道出血的预防与护理措施

任务导入

张爷爷，82 岁，一直以来都有高血压和胃溃疡的病史。2 周前，他在家中突然感到头晕、乏力，并发现大便发黑。子女注意到他的面色苍白，意识到情况可能比较严重，便立即将他送往了医院。经过检查，张爷爷被确诊为上消化道出血。这是一种严重的医疗紧急情况，需要立即处理。医生解释说，上消化道出血可能是由胃溃疡或其他消化道疾病引起的，而张爷爷的高血压病史可能增加了出血的风险。

为了控制出血，医生迅速启动了紧急治疗程序，包括输血和使用止血药物。同时，为了防止并发症，张爷爷被转入了重症监护室密切监护。

仔细阅读上述案例并思考：

根据张爷爷的情况和医生的解释，如何才能预防上消化道出血？

一、疾病概述

上消化道出血是指由食管、胃、十二指肠、胰、胆等病变引起的出血，胃空肠吻合术后吻合口附近空肠上段病变所致的出血也属此范围。上消化道大出血一般指失血量在数小时内超过 1 000 mL 或循环血量的 20%。

（一）发病原因

上消化道出血的病因有很多，其中常见的有消化性溃疡、急性糜烂出血性胃炎、食管胃底静脉曲张破裂和上消化道肿瘤，这些病因占 80%～90%。

（二）症状

上消化道出血的主要症状为呕血和黑便。需要注意的是，上消化道出血者均有黑便，但不一定有呕血。出血部位在幽门以上者常有呕血和黑便，在幽门以下者可仅表现为黑便；出血量少而速度慢的幽门以上病变亦可仅见黑便，而出血量大、速度快的幽门以下病变可因血液反流入胃，引起恶心、呕吐而出现呕血。此外，上消化道大出血者常伴有血容量减少，可发生急性周围循环衰竭，而老年人因器官储备功能低下，且常有脑动脉硬化、高血压、冠心病、慢阻肺等老年基础病变，即使出血量不大，也可能发生循环衰竭危及生命。

（三）常见的辅助检查

上消化道出血常见的辅助检查项目有实验室检查（检测红细胞、白细胞和血小板计数，血红蛋白浓度等)、内镜检查和X线胃肠钡餐造影。其中，内镜检查是上消化道出血定位、定性诊断的首选检查方法。

(四)治疗要点

对上消化道出血患者，一般为其补充血容量，纠正水电解质失衡，预防或治疗失血性休克；给予止血治疗，同时积极进行病因诊断和治疗。

二、预防措施

(1)注意老年人的饮食卫生和饮食规律；提供营养丰富、易消化的食物，避免提供粗糙、刺激性食物，或过冷、过热、产气多的食物、饮料；避免老年人过饥或暴饮暴食。

(2)督促老年人戒烟、戒酒。

(3)有规律地安排老年人的生活起居，使其劳逸结合，保持乐观情绪，保证身心均得到足够的休息。

(4)对有慢性消化系统疾病的老年人，应定期带其到医院复诊，排查不良因素。

三、护理措施

(一)生活护理

1. 饮食护理

对急性出血伴恶心、呕吐的老年人，护理员应予禁食；对少量出血无呕吐者，可为其提供温凉、清淡的流质食物。出血停止后，改为营养丰富、易消化、无刺激性的半流质食物或软食，少量多餐，逐步过渡到正常饮食。

2. 体位护理

对上消化道大出血的老年人，护理员应协助其采取平卧位并将下肢略抬高，以保证脑部供血；对呕血的老年人，应将头偏向一侧，以防发生误吸而窒息。

3. 口腔护理

对呕血后的老年人，护理员应及时为其清理口腔残留物，保持口腔清洁。

4. 皮肤护理

对长期卧床的老年人，应定时为其翻身，预防皮肤压力性损伤；对排便次数多的老年人，注意肛周皮肤的清洁和保护。

(二)病症护理

1. 病情观察

护理员应严密观察老年人的生命体征，如有无心率加快、脉搏细弱、血压降低、呼吸困难、体温不升或发热，有条件时进行心电监护。同时，应观察老年人的精神和意识状态，如有无精神疲倦、烦躁不安、嗜睡、表情淡漠、意识不清甚至昏迷等情况。

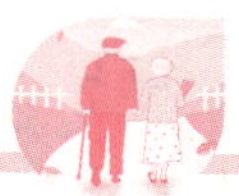

2．保持呼吸道通畅

护理员应保证老年人的呼吸道通畅，必要时使用负压吸引器清除呼吸道内的分泌物、血液或呕吐物，并遵医嘱给予吸氧。

3．治疗护理

护理员应配合医务人员迅速、准确地实施抢救措施；老年人因病情需要而输液、输血时，应密切观察输液速度、治疗效果及不良反应，避免因输液、输血过快而引起急性肺水肿。

养老小贴士

输液、输血过快，可引起肺内组织液生成和回流平衡失调，使大量组织液在短时间内不能被肺淋巴和肺静脉系统吸收，而是积聚在肺泡、肺间质和细小支气管内，造成肺通气与肺换气功能严重障碍，即发生急性肺水肿。急性肺水肿主要表现为突然出现的严重呼吸困难、端坐呼吸、咳嗽、咳粉红色泡沫样痰、烦躁不安、大汗淋漓，心率增快，严重者可出现晕厥及心搏骤停。

4．安全护理

病情稳定的老年人可适当活动，自行上厕所大小便；有活动性出血的老年人，排便时或排便后起立时易发生晕厥，应嘱其起坐、站立时动作缓慢，必要时，护理员应陪同如厕或暂时改为在床上排泄。

（三）心理护理

（1）护理员应注意观察老年人有无紧张、恐惧、悲观、沮丧等心理反应，特别是慢性病或全身性疾病致反复出血者。

（2）配合抢救工作时应迅速而不忙乱，以减轻老年人的紧张情绪。

（3）老年人发生大出血时应给予陪伴，使其有安全感。

（4）老年人呕血或排黑便后应及时清除血迹、污物，以减少对老年人心理上的不良刺激。

（5）实施各项护理前应给予解释，同时注意倾听并解答老年人的提问，以减轻他们的疑虑。

任务实施

为张爷爷制订护理方案

【任务背景】

在医务人员的精心治疗和护理下，张爷爷的出血情况得到了有效控制，生命体征也逐渐稳定。今天是张爷爷出院的日子，为了保证其恢复期的护理，其子女为其找到一家医养结合的养老机构，寻求专业的护理。

【任务要求】

（1）请根据本任务所学知识，结合任务导入和任务实施的情景，以小组为单位，为张爷爷制订一份个性化的护理方案，并形成书面内容。

（2）各组派 1 人上台分享本组制订的护理方案，由任课教师进行评分。

任务五　掌握胆石症的预防与护理措施

任务导入

赵奶奶，67 岁，1 年前进食油腻食物后出现了右上腹疼痛的症状，并且有恶心想吐的感觉，遂立即就医，医生检查后诊断其为胆结石，给予抗炎、对症治疗后好转。此后，赵奶奶的病情总是反复发作，尤其是在进食高脂食物后。昨日进食油腻食物后，赵奶奶右上腹疼痛难忍，并向后背部放射，伴恶心、呕吐，无发热。赵奶奶的家人当即将其送往医院就诊，医生诊断为胆石症复发，需进行手术治疗。

仔细阅读上述案例并思考：

赵奶奶所患的胆石症可能是什么原因导致的？

一、疾病概述

胆道系统的任一部位出现结石即称为胆石症。胆石症是胆道系统的多发病和常见病，根据结石所在部位，可分为胆囊结石、胆总管结石和肝内胆管结石。

（一）发病原因

1．胆道感染

胆道感染后，细菌水解胆汁中的脂质，造成可溶性的结合胆红素水解为非结合胆红素，后者与钙盐结合，形成色素性结石。

2．胆道异物

蛔虫和华支睾吸虫的成虫尸体或虫卵、手术线结、食物残渣等均可成为结石的核心，引发结石的形成。

3．胆道梗阻

胆道梗阻可引起胆汁滞留，使胆色素分解为非结合胆红素，形成色素性结石。

4．代谢因素

胆汁中胆固醇的浓度显著升高时，胆汁中的胆固醇因呈过饱和状态而沉淀、析出、结晶，最终形成结石。

5．胆囊功能异常

胆囊收缩功能降低可使胆汁排空延迟、胆汁淤滞，从而逐渐形成结石。

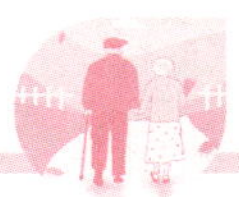

（二）症状

胆石症患者的主要症状为腹痛，部分患者可出现恶心、呕吐等消化道症状。

1．胆囊结石的特点

胆囊结石表现为持续性右上腹疼痛，若并发急性胆囊炎，可表现为阵发性绞痛，同时放射至肩部、肩胛部或背部；部分患者的腹痛没有特异性，仅表现为饱餐或进食油腻食物后右上腹疼痛或不适。

2．胆总管结石的特点

胆总管结石多无症状或仅表现为上腹不适。若结石造成胆道梗阻，则有腹痛或黄疸的表现。腹痛多为绞痛，呈阵发性疼痛或持续性疼痛阵发性加剧，常在右上腹或剑突下出现，可放射至右肩背部，同时出现恶心、呕吐。若继发感染，则会出现以腹痛、弛张热（体温常在39℃以上，波动幅度大，24 h 内的波动范围超过 2℃）及黄疸为主要表现的典型夏科三联征。

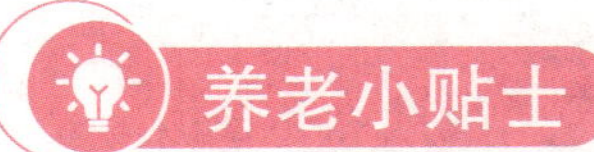

黄疸是指由胆红素代谢障碍引起血清胆红素浓度升高，导致巩膜、皮肤和黏膜发黄的症状和体征。黄疸可分为肝细胞性黄疸、胆汁淤积性黄疸和溶血性黄疸。肝细胞性黄疸和胆汁淤积性黄疸主要见于消化系统疾病，如肝炎、肝硬化、胆道梗阻等；溶血性黄疸见于各种原因引起的溶血，如溶血性疾病、不同血型输血导致的溶血等。

3．肝内胆管结石的特点

肝内胆管结石多无症状或仅表现为胸背部或上腹部胀痛不适。合并急性胆管炎时，可出现腹痛、寒战和高热。

（三）常见的辅助检查

胆石症常见的辅助检查项目有实验室检查（检测血清总胆红素、结合胆红素等的浓度）、肝功能检查和 B 超检查等。其中，B 超检查为胆石症的首选检查项目。

（四）治疗要点

1．手术治疗

胆囊结石症状明显者首选腹腔镜胆囊切除术，胆总管结石并胆道梗阻者首选内镜或取石、引流，肝内胆管结石症状明显者多给予手术治疗。

2．非手术治疗

对无并发症的胆囊结石患者，多采取观察策略，待症状明显时再行手术治疗。对于采取非手术治疗会显著增加未来手术风险的老年人，多在早期给予预防性胆囊切除。

二、预防措施

（1）指导老年人合理安排作息时间，避免过度劳累，做到劳逸结合。

（2）为老年人提供易消化的低胆固醇、清淡食物；安排其按时进餐，避免两餐间隔时间过长，导致胆汁长时间滞留于胆囊中而出现胆汁淤积。

（3）督促肥胖的老年人适当减肥，控制体重，因为肥胖者体内胆固醇的浓度较高。

（4）指导老年人适当运动，增强体质。可根据老年人的体质和运动习惯，选择一些合适的有氧运动，如散步、打太极拳等。

预防胆石症的5个“忌口”

（1）忌胆固醇较高的食物，如动物心、肝、脑、肠以及蛋黄、松花蛋、鱼子、巧克力等。

（2）忌高脂肪食物，如肥肉、猪油、油炸食物等。因为过多的脂肪会引起胆囊收缩，从而导致疼痛。

（3）忌节假日或亲友聚会时大吃大喝。因为暴饮暴食会促使胆汁大量分泌，而胆囊的强烈收缩又会引起胆囊发炎、局部绞痛等。

（4）忌食辛辣刺激的调味品，如辣椒、胡椒等。

（5）忌烟、酒、咖啡等。因为这些刺激性食物会使胃酸分泌过多，诱发胆囊剧烈收缩，进而诱发胆绞痛。

资料来源：李轶群、许晓华，《预防胆石症，把好饮食关》，人民网，2020年9月29日，有改动

三、护理措施

（一）生活护理

1．饮食护理

对禁食且胆道梗阻未解除的老年人，护理员应配合医务人员通过肠外营养维持其良好的营养状况；梗阻解除后，应为其提供低脂、高维生素、高蛋白、高糖的食物，嘱其少食多餐。

2．皮肤护理

对术后活动不便、皮肤瘙痒的老年人，应嘱其不要抓挠，防止皮肤破损；可用温水为其擦洗皮肤，以减轻瘙痒感。此外，对携带引流管的老年人，应注意其引流管周围皮肤的护理，及时更换敷料，以减少胆汁的刺激。

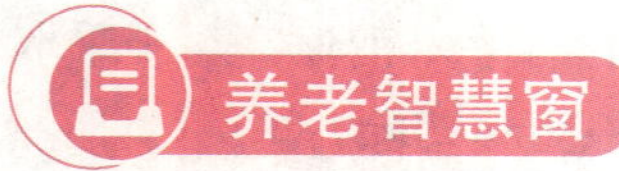

如何为老年人擦洗皮肤

对于长期卧床的老年人，护理员应定期为其擦洗皮肤，具体操作流程如下。

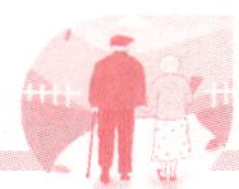

1．擦洗前

（1）关闭门窗，将室内温度调至24℃以上。

（2）准备脸盆（内盛45～50℃的温水）、毛巾、浴巾、洁面用品、洁身用品、防水布、一次性橡胶手套、干净衣物等。

（3）护理员衣着整洁，洗净双手。

（4）提醒老年人准备为其擦洗皮肤，以取得老年人的配合。

（5）询问老年人有无特殊需求，并根据需要协助。

2．擦洗

护理员应先协助老年人脱去衣物，盖好被子，然后按以下顺序擦洗老年人身体的各部位：

（1）擦洗面部：将毛巾浸湿后拧干，十字对折，用毛巾的4个角分别擦洗老年人双眼的内眼角和外眼角；清洗毛巾并拧至半干，将毛巾包裹在手上，在毛巾上涂抹洁面用品，分别擦洗老年人的脸颊、额头、鼻子、下颌、耳后及颈部；再次清洗毛巾并拧干，为老年人擦干面部。

（2）擦洗手臂：暴露老年人一侧手臂，将浴巾盖在手臂上；将毛巾浸湿拧干后包裹在手上，在毛巾上涂抹洁身用品；掀开浴巾，由前臂向上臂擦洗，如图3-2所示；洗净毛巾，擦净泡沫，用浴巾擦干手臂，盖好被子。采用同样的方法擦洗另一侧手臂。

（3）擦洗胸部：将被子下折，暴露老年人的胸部，将浴巾盖在胸部；将毛巾浸湿拧干后包裹在手上，在毛巾上涂抹洁身用品；掀开浴巾，由上至下擦洗老年人的胸部及胸部两侧；洗净毛巾，擦净泡沫，用浴巾擦干胸部，盖好被子。

（4）擦洗腹部：将被子下折至老年人大腿上部，将浴巾盖在胸腹部；将毛巾浸湿拧干后包裹在手上，在毛巾上涂抹洁身用品；掀开浴巾下角，暴露老年人的腹部，按顺时针方向擦洗腹部和两侧腰部，如图3-3所示；洗净毛巾，擦净泡沫，用浴巾擦干腹部，盖好被子。

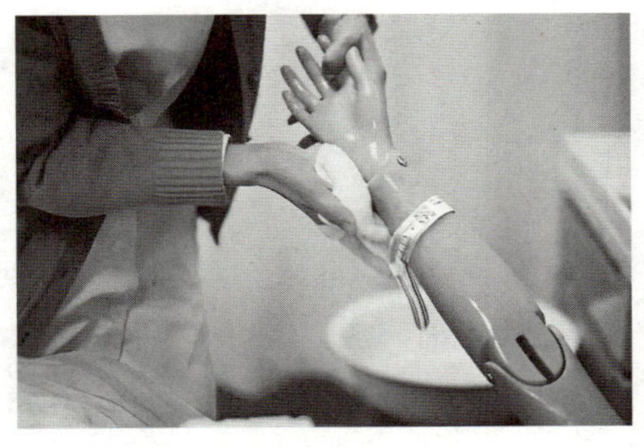

图3-2　擦洗手臂

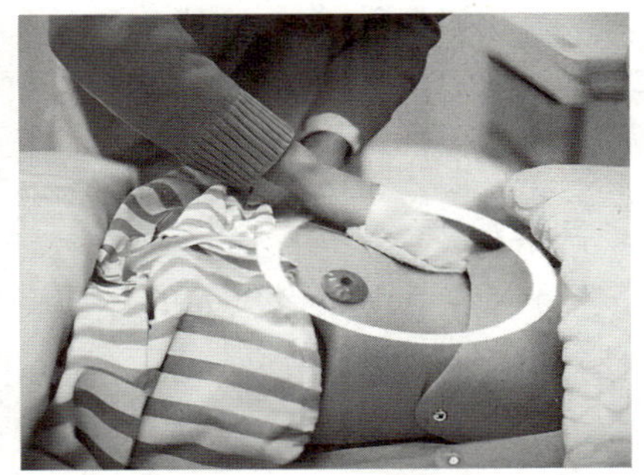

图3-3　擦洗腹部

（5）擦洗背臀部：协助老年人侧卧，将背部朝向护理员。将被子上折，暴露老年人的背臀部。将浴巾铺于背臀部下方，并向上折，盖住老年人的背臀部。将毛巾浸湿拧干

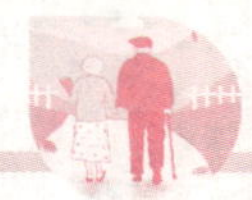

后包裹在手上，在毛巾上涂抹洁身用品；掀开浴巾，由腰部沿脊柱向上擦至肩颈部，再螺旋式向下擦洗一侧背部，如图3-4所示；用同样的方法擦洗另一侧背部；最后螺旋式擦洗臀部。洗净毛巾，擦净泡沫，用浴巾擦干背臀部，协助老年人平卧，盖好被子。

（6）擦洗下肢：将被子上折，暴露老年人一侧下肢，盖上浴巾；将毛巾浸湿拧干后包裹在手上，在毛巾上涂抹洁身用品；掀开浴巾，一手握住老年人的脚踝，另一手由小腿朝大腿方向擦洗；洗净毛巾，擦净泡沫，用浴巾擦干下肢，盖好被子。采用同样的方法擦洗另一侧下肢。

（7）擦洗会阴：更换脸盆，内盛适量温水。协助老年人侧卧，在老年人臀部下方垫防水布和浴巾，再协助老年人平卧（也可一手托起老年人的臀部，另一手垫好防水布和浴巾）；暴露老年人的下肢及会阴；戴上一次性橡胶手套，将专用毛巾洗净，反复多次擦洗会阴，直至清洁无异味，如图3-5所示；用浴巾擦干会阴，撤去防水布和浴巾，盖好被子。

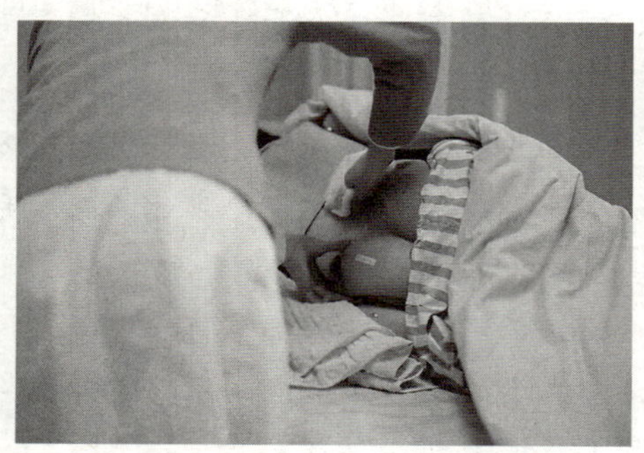

图3-4　擦洗背部

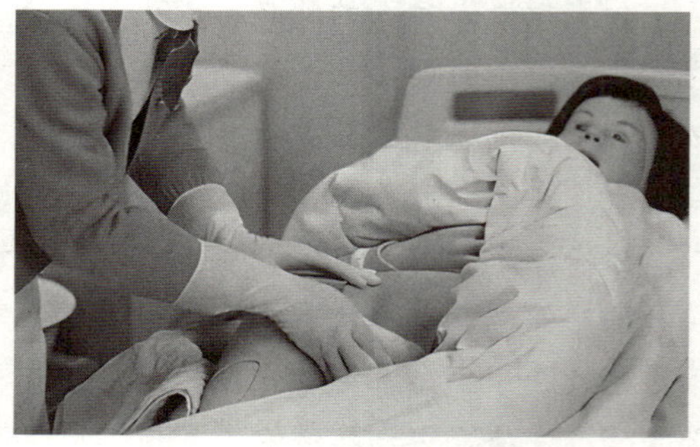

图3-5　擦洗会阴

3．擦洗后

（1）携用品至洗漱间，倾倒污水，刷净脸盆，放回原处备用。

（2）清洗毛巾、浴巾及老年人换下的脏衣物，并悬挂晾干。

（3）洗净双手。

（二）病症护理

1．病情观察

护理员应注意观察老年人的体温变化，尤其是对有黄疸的老年人，应观察其皮肤、黏膜、巩膜的黄染程度并做好记录；当老年人出现夏科三联征时，应立即通知医务人员。

2．腹痛的护理

对疼痛较轻的老年人，可采取非药物方法为其缓解疼痛，如协助其卧床休息、指导其深呼吸等；对疼痛剧烈且诊断明确者，可遵医嘱为其使用镇痛药物。

疼痛情况常用的量化评价方法

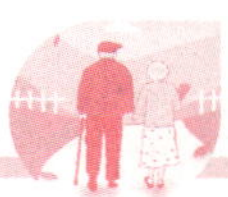

3．感染的护理

对于继发感染的老年人，可为其物理降温或遵医嘱给予药物降温，同时应遵医嘱给予有效的抗生素，尽早控制感染。

4．引流管的护理

对术后留有引流管的老年人，护理员应密切观察和记录引流液的情况；应为老年人准备宽松、柔软的衣物，避免压迫管道；老年人沐浴时，应用塑料薄膜等覆盖引流管处，防止感染发生；应避免老年人提举重物，以防引流管脱出。

（三）心理护理

手术是治疗胆石症的重要手段，但任何手术都不可避免地会给老年人带来一定的损伤和痛苦，加之老年人对疾病和手术缺乏认识，会担心术中出血、术后出现并发症和后遗症等，因此老年人容易产生恐惧、焦虑心理。护理员要认真观察和了解老年人的心理变化，及时给予相应的关心照顾，使其保持情绪稳定、精神愉快，以利于疾病的早日康复。

任务实施

护理胆囊切除术后的赵奶奶

【任务背景】

赵奶奶的胆囊切除手术如期进行，术后第 3 天，赵奶奶的身体状况已达到出院标准，计划于今日出院，不过引流管还要留置一段时间。由于赵奶奶的子女没有时间照顾她，便聘请了护理员小王，希望她上门为赵奶奶提供专业的术后护理。

【任务要求】

（1）以小组为单位，每组 6～8 人。

（2）组内成员根据任务导入和任务实施的情景，结合本任务所学内容，扩写情景剧剧本，剧本内容应包括护理员小王对赵奶奶术后的日常生活、病症及心理等方面的护理。

（3）各组派两人上台表演，一人扮演赵奶奶、一人扮演护理员小王。演练完成后，任课教师点评。

任务六　掌握病毒性肝炎的预防与护理措施

任务导入

王奶奶，70 岁，一直以来身体状况都不错，但最近她发现自己总是感到疲倦、食欲不振，有时还会出现轻微的腹痛。起初，她并没有太在意，以为是年纪大了，身体自然会有些小毛病。然而，随着时间的推移，她的症状不仅没有缓解，反而越来越严重。

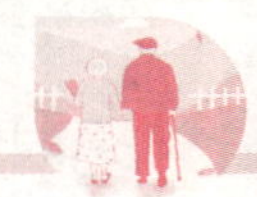

在一次家庭聚餐时，王奶奶突然出现剧烈的腹痛，并且有恶心想吐的感觉，她的女儿搀扶她的时候感觉她有些发热，于是立即将她送到了医院。经过检查，医生诊断王奶奶为乙型肝炎，并对其进行了隔离治疗。确诊后，王奶奶情绪低落，经常独自流泪，害怕把疾病传染给家人。

仔细阅读上述案例并思考：

除了案例中所提到的乙型肝炎，病毒性肝炎还有哪几种类型？如果你是王奶奶的护理员，你会采取哪些措施来改善她的心理状态？

一、疾病概述

病毒性肝炎是由多种肝炎病毒引起的常见传染病，具有传染性强、传播途径复杂、流行面广泛、发病率较高等特点。

（一）发病原因

根据病原体的不同，病毒性肝炎可分为甲型肝炎（简称“甲肝”）、乙型肝炎（简称“乙肝”）、丙型肝炎（简称“丙肝”）、丁型肝炎（简称“丁肝”）以及戊型肝炎（简称“戊肝”）。其中，甲肝、乙肝、丙肝和戊肝分别是由甲肝病毒、乙肝病毒、丙肝病毒和戊肝病毒感染引起的，而丁肝则是由丁肝病毒与乙肝病毒共同感染引起的。

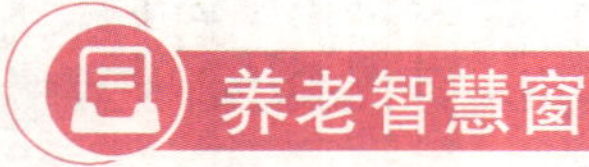

病毒性肝炎的传播途径

（1）甲肝主要通过粪—口途径传播。粪便中排出的病毒通过污染的手和食物等经口感染，以日常生活接触为主要传播方式。

（2）乙肝主要通过血液传播、性传播及母婴传播。

（3）丙肝的传播途径与乙肝相同，但以血液传播为主，且母婴传播不如乙肝多见。

（4）丁肝的传播途径与乙肝相同。

（5）戊肝通过粪—口途径传播，水源或食物被污染可引起暴发流行；也可经日常生活接触传播。

（二）发病特点

1. 甲肝

甲肝一般高发于儿童，一年四季均可发病，但以秋冬及早春季节发病率高。

2. 乙肝

乙肝在男性群体中的发病率较高，一年四季均可发病，多属散发。

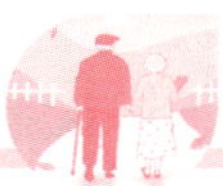

3．丙肝

丙肝一般高发于经常接触血液或血制品者，发病无季节性，属散发。

4．丁肝

丁肝只有在乙肝病毒感染的基础上才会发病，发病无季节性，属散发。

5．戊肝

戊肝一般发生于青壮年，流行性戊肝多发于雨季或洪水后，散发性戊肝多发于秋冬季节。

（三）症状

病毒性肝炎患者主要表现为乏力、食欲不振、恶心、呕吐、肝肿大及肝功能损害，部分患者可有黄疸和发热，有些患者还可出现荨麻疹、关节痛或上呼吸道症状。此外，若急性病毒性肝炎病程超过半年，或原有乙型肝炎病毒、丙型肝炎病毒或丁型肝炎病毒携带史，则可发展为慢性肝炎，甚至恶化为肝癌。

（四）常见的辅助检查

病毒性肝炎常见的辅助检查项目有肝功能检查、血清免疫学检查和肝穿刺病理检查等，其中肝穿刺病理检查对各型肝炎的诊断有很大的价值。

（五）治疗要点

病毒性肝炎一般采取综合疗法，治疗原则以适当休息、合理营养为主，适当辅以抗病毒药物和护肝药物（如促肝细胞生长素），绝大多数肝炎患者都可恢复健康。

养老新视界

中医药在肝病防治中的优势

中医药学包含着中华民族的健康养生理念及其实践经验，是中华文明的瑰宝，在治疗肝病方面也发挥着独特优势和关键作用。在第八届中国研究型医院学会肝病（中西医结合）专委会学术会议期间，国家岐黄学者、上海市名中医、上海中医药大学附属曙光医院的高月求教授阐述了中医药在肝病防治方面的优势，分享了在中医药阻断“慢性肝炎—肝硬化—肝癌”疾病进展研究中取得的成果。

高教授提出，中医的治疗理念一般是通过自然界的物质，包括非药物的治疗手段，调节人体的阴阳平衡，从而促进疾病的康复。高教授的团队开展的中医及中西医结合的临床研究提示，中医药在肝病治疗中主要体现出以下优势：

第一，抗肝纤维化。仅通过抗病毒治疗不能完全阻断肝硬化的发生，联合中药进行抗纤维化治疗，可以延迟肝硬化的发生，或者逆转肝纤维化/肝硬化，明显提高肝病的疗效。

第二，抗炎保肝。抗炎保肝类药物主要可分为抗炎类药物、解毒类药物、肝细胞膜修复类药物、利胆类药物、降酶类药物、抗氧化类药物、改善肝细胞能量代谢类药物等。目前采用的西药很多都来自中草药，例如，甘草酸制剂、水飞蓟素等分别来自中药甘草和水飞蓟，双环醇、联苯双酯则来自中药五味子。

第三，免疫调节。中药以调理见长，可调理人体的天然免疫功能，即非特异性免疫。虽然针对肝炎病毒的是特异性免疫，但中药通过调控非特异性免疫，可以影响针对肝炎病毒的特异性免疫，从而提高临床疗效。

第四，抗病毒。在核苷类药物问世之前，采用中药（如苦味叶下珠复方制剂等）抗病毒治疗也有一定的疗效。虽然无法与核苷类药物的疗效相比，但联合中药治疗能够提高病毒转阴率、提升抑制病毒复制的效果。

高教授及其团队以随访5年的结果表明，中药确实可以降低肝癌的发生风险。高教授表示，希望未来可以将中医药在肝病防治中的独特优势真实地呈现出来，使大家对中医药有更深、更新的认识。

资料来源：付丽云，《高月求教授：发挥中医药在肝病防治中的优势》，
国际肝病网，2023年10月19日，有改动

二、预防措施

（1）嘱老年人规律生活，不要经常熬夜、过度劳累，以防免疫力降低。

（2）注意老年人居室环境、个人和饮食卫生，助其养成饭前便后洗手的卫生习惯。

（3）及时带老年人接种疫苗，并定期去医院复查抗体，必要时及时补种。

（4）避免老年人与病毒性肝炎患者共用餐具、洗漱用品等私人物品，以免被传染。

三、护理措施

（一）生活护理

1．环境护理

肝炎活动期的老年人需隔离治疗。护理员应保持老年人隔离室内空气清新，并定期消毒。

2．饮食护理

护理员应为老年人提供清淡可口的食物和新鲜的水果和蔬菜，避免提供辛辣刺激食物、高脂食物、生冷食物等。此外，要注意避免提供含铜量较高的食物，如核桃、芝麻、豆类和海鲜等，因为机体在肝功能不全时不能很好地调节体内铜的平衡，容易使铜在肝脏内积聚。

3．督促戒酒

护理员应督促老年人戒酒，因为90%的乙醇要在肝脏内代谢，乙醇可以破坏肝细胞的酶系统，直接损害肝细胞，甚至使肝细胞坏死。

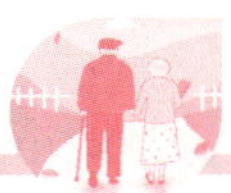

4．活动护理

老年人的肝功能好转时，护理员可根据老年人的身体情况，以不疲劳为原则安排其适当活动；对病情进展为慢性肝炎或迁延不愈者，应尽量安排其卧床休息。

（二）心理护理

老年人一旦患上病毒性肝炎，很可能会产生悲观的情绪，这对病情的恢复极为不利，所以护理员一定要做好老年人的心理护理工作。例如，经常和老年人沟通，鼓励他们宣泄自己的情绪，同时让老年人明白，只要积极配合治疗，疾病其实并没有那么可怕，从而使他们树立起战胜疾病的信心。

任务实施

照顾王奶奶

【任务背景】

经过治疗，王奶奶的症状减轻了许多，已经可以出院调养，但仍需静养、合理饮食。由于王奶奶年纪大了，生活自理能力较差，王奶奶的家人为她聘请了护理员小刘，以帮助她平稳度过乙肝康复期。

【任务要求】

（1）以小组为单位，每组 6～8 人。

（2）组内成员根据任务导入和任务实施的背景，结合本任务所学内容，扩写情景剧剧本，剧本内容应包括护理员小刘对王奶奶的日常生活及心理等方面的护理。

（3）各组派两人上台表演，一人扮演王奶奶、一人扮演护理员小刘。演练完成后，任课教师点评。

项目检测

一、填空题

1．老年人消化系统疾病常见的症状和体征有________、________、________和________。

2．上消化道出血时，患者的呕吐物呈________色，甚至________色。

3．常用的非药物性缓解腹痛的方法有________和________。

4．消化性溃疡是指胃肠道黏膜发生的炎性缺损，老年人以________多见。

5．对上消化道大出血的老年人，护理员应协助其采取________位，并抬高________，以保证脑部供血。

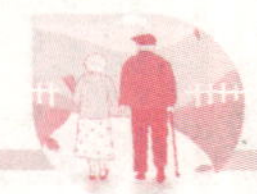

二、判断题

1．小肠病变引起的腹泻，粪便呈糊状或水样。（　　）

2．便秘是指排便频率减少，1 周内排便次数少于 1 次。（　　）

3．幽门螺杆菌感染是慢性胃炎最常见的病因。（　　）

4．护理员应为患消化性溃疡的老年人选择酸性较高的食物。（　　）

5．胆石症患者的主要症状为腹痛。（　　）

6．对胆石症术后留有引流管的老年人，应为其准备贴身的衣物，以方便活动。（　　）

7．护理员应为患病毒性肝炎的老年人提供含铜量高的食物。（　　）

三、简答题

1．简述腹痛的护理措施。

2．简述消化性溃疡的饮食护理。

3．简述病毒性肝炎的预防措施。

四、案例分析题

李爷爷，65 岁，5 年前大量饮酒后出现上腹痛、恶心、反酸，口服阿莫西林、奥美拉唑肠溶胶囊等药后病情好转。此后病情常反复发作，尤其是在饮酒、受凉、过食辛辣或寒凉等刺激性食物后。5 天前，李爷爷饮酒后上腹部疼痛加重，伴恶心、反酸、嗳气、食欲不振，遂前往医院诊治。入院后检查显示幽门螺杆菌阳性。

请回答以下问题：

1．初步判断李爷爷的疾病类型。

2．请简述该病的预防措施。

3．请为李爷爷制订护理方案。

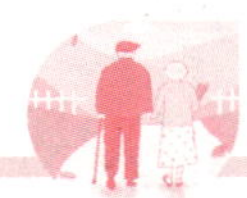

项目学习成果评价

请各位同学根据表 3-2 的评价标准，结合自己的课上学习情况、任务实施和项目检测的完成情况，评价本项目的学习成果，并请任课教师评价打分。

表 3-2　项目学习成果评价表

<table>
<tr><td>班级</td><td></td><td>组号</td><td></td><td>日期</td><td colspan="2"></td></tr>
<tr><td>姓名</td><td></td><td>学号</td><td></td><td>任课教师</td><td colspan="2"></td></tr>
<tr><td>项目名称</td><td colspan="6">老年人消化系统常见疾病预防与护理</td></tr>
<tr><td rowspan="2">评价项目</td><td colspan="3" rowspan="2">评价标准</td><td rowspan="2">分值</td><td colspan="2">评分</td></tr>
<tr><td>自评分</td><td>师评分</td></tr>
<tr><td rowspan="4">知识</td><td colspan="3">掌握老年人消化系统疾病常见的症状和体征及其护理措施</td><td>15</td><td></td><td></td></tr>
<tr><td colspan="3">掌握老年人消化系统常见疾病的预防和护理措施</td><td>20</td><td></td><td></td></tr>
<tr><td colspan="3">熟悉老年人消化系统常见疾病的发病原因和症状</td><td>5</td><td></td><td></td></tr>
<tr><td colspan="3">了解老年人消化系统常见疾病的治疗要点和常见的辅助检查项目</td><td>5</td><td></td><td></td></tr>
<tr><td rowspan="2">技能</td><td colspan="3">能够针对老年人消化系统疾病的类型采取相应的预防措施</td><td>15</td><td></td><td></td></tr>
<tr><td colspan="3">能够根据病情为患消化系统疾病的老年人制订合理的护理方案</td><td>20</td><td></td><td></td></tr>
<tr><td rowspan="2">素养</td><td colspan="3">勇于奋斗、乐观向上，具有较强的集体意识和团队合作精神</td><td>10</td><td></td><td></td></tr>
<tr><td colspan="3">树立崇尚科学、敬畏生命的价值观，以及严谨务实的工作态度</td><td>10</td><td></td><td></td></tr>
<tr><td colspan="4">合计</td><td>100</td><td></td><td></td></tr>
<tr><td colspan="4">总分（自评分×40%+师评分×60%）</td><td colspan="3"></td></tr>
<tr><td>自我评价</td><td colspan="6"></td></tr>
<tr><td>教师评价</td><td colspan="6"></td></tr>
</table>

项目四
老年人泌尿系统常见疾病预防与护理

项目导读

如果把身体比作一座城市，那么泌尿系统就是这座城市的“水处理中心”。这个“水处理中心”有着精密的过滤装置——肾脏，有着强大的废水（尿液）储备池——膀胱，有着高效的输水管道——输尿管和尿道，保证这座“城市”的水纯净、平衡。

然而，老年人体内的这个“水处理中心”已历经沧桑，虽然依然能够运作，但各部分的性能已经大不如前，甚至经常出现故障。护理员应尽可能地保持老年人泌尿系统的良好运行状态，积极预防和护理老年人泌尿系统的常见疾病，确保老年人身体这座“城市”的正常运转。

知识目标

- 掌握泌尿系统疾病常见的症状、体征及其护理措施。
- 熟悉老年人泌尿系统常见疾病的发病原因和症状。
- 了解老年人泌尿系统常见疾病的治疗要点和常见的辅助检查项目。
- 掌握老年人泌尿系统常见疾病的预防和护理措施。

技能目标

- 能够做好老年人泌尿系统疾病的预防工作。
- 能够根据病情为患泌尿系统疾病的老年人制订合理的护理方案。

素质目标

- 具有吃苦耐劳、爱岗敬业的职业精神，提升对护理员的职业认同感。
- 能倾听老年人的需求，重视老年人泌尿系统的健康与保健。

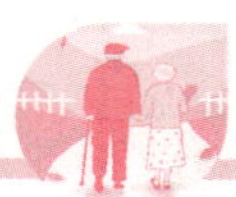

任务一　掌握泌尿系统疾病常见症状和体征的护理措施

任务导入

王爷爷，78岁，独居，有高血压和糖尿病病史。最近，王爷爷发现自己的脚踝和小腿部位经常出现肿胀，尤其是在久站或久坐之后症状更加明显。起初，他并没有太在意，以为是年纪大了，身体难免会有些小毛病。然而，随着时间的推移，他的肿胀情况不仅没有缓解，反而越来越严重，甚至出现了尿频、尿急。每周上门服务两次的护理员小刘了解到这一情况后，立即带王爷爷去医院就诊。

在医院，医生为王爷爷做了尿液分析和血液检查。结果显示，王爷爷的肾功能出现了问题。

仔细阅读上述案例并思考：

王爷爷脚踝和小腿部位的肿胀可能与哪些疾病有关，这些疾病还有可能会出现哪些症状？如果你是小刘，你应该为王爷爷采取哪些护理措施？

一、肾源性水肿

（一）概述

肾源性水肿是指由肾脏的各种疾病引起的一种水肿状态，是肾小球疾病的常见症状。

1．发生原因

根据发生原因，肾源性水肿可分为肾炎性水肿和肾病性水肿。

（1）肾炎性水肿。肾炎性水肿的发生主要是因为肾小球滤过率下降而肾小管重吸收功能相对正常，造成“球—管失衡”和肾小球滤过分数（肾小球滤过率/肾血浆流量）下降，导致水钠潴留，主要见于急性肾小球肾炎。

（2）肾病性水肿。肾病性水肿的发生主要是因为长期大量蛋白尿造成血浆蛋白减少，血浆胶体渗透压降低，液体从血管内进入组织间隙。凡能引起肾病综合征的，如膜性肾病、肾小球硬化、过敏性紫癜、糖尿病肾病等，均可引起肾病性水肿。

养老小贴士

肾病综合征是指由多种原因引起的以大量蛋白尿、低蛋白血症、水肿伴或不伴高脂血症为表现的一组临床综合征。

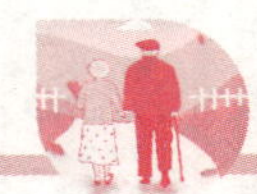

2．发生特点

（1）肾炎性水肿。肾炎性水肿多出现在组织疏松部位，如眼睑、颜面部，指压凹陷不明显。由于水钠潴留，血容量扩张，血压常可升高，而高血压、毛细血管通透性增加等因素又会导致水肿持续加重。

（2）肾病性水肿。肾病性水肿多出现在身体下垂部位，如脚踝、胫前，长期卧床的患者容易在骶尾部、阴囊处出现水肿。肾病性水肿一般无高血压表现。

（二）护理措施

1．生活护理

（1）休息护理。对严重水肿的老年人，护理员应安排其卧床休息，以增加肾血流量和尿量，缓解水钠潴留的情况；对下肢明显水肿的老年人，应抬高其下肢，以增加静脉回流，减轻水肿。当老年人水肿症状减轻后，可协助其起床活动，但应避免过度劳累。

（2）饮食护理。

- 限制钠盐的摄入量：以每天 2～3 g 为宜。
- 限制饮水量：老年人的饮水量应当视水肿程度及尿量而定。若每天尿量达 1 000 mL 以上，一般不需严格限制饮水量，但也不可过多饮水；若每天尿量小于 500 mL 或水肿严重，需限制饮水量。
- 补充优质蛋白：对于因低蛋白血症而出现水肿的老年人，应给予其 0.8～1 g/（kg·d）的优质蛋白，如牛奶、鸡蛋、鱼肉等，但不宜给予高蛋白饮食，因为高蛋白饮食可致尿蛋白增多而加重病情。
- 补充充足的能量：护理员应为老年人补充足够的能量，尤其是低蛋白饮食的老年人，保证能量不低于 126 kJ/（kg·d）[30 kcal/（kg·d）]。
- 护理员还应注意为老年人补充各种维生素。

（3）皮肤护理。护理员应为老年人准备宽松、柔软的衣物；在为其清洁全身皮肤时，勿过分用力，避免损伤；对长期卧床者，应协助其经常变换体位，有条件时可以使用气垫床、减压贴或用软垫支撑受压部位，以防止发生压力性损伤；对已有皮肤破损渗液者，可用生理盐水为其清洁皮肤或遵医嘱局部涂抹药物，并覆盖敷料，以免发生感染。

2．病症护理

（1）病情监测。护理员应准确记录老年人 24 h 出入量，并密切监测尿量变化；应每天为老年人测量体重；应注意观察老年人身体各部位水肿的消长情况；应密切监测老年人的生命体征，尤其是血压。

（2）用药护理。护理员应遵医嘱为老年人使用利尿药，并注意观察药物的疗效及不良反应。对长期使用利尿药的老年人，应注意观察有无低钾血症、低钠血症等并发症的出现，低钾血症表现为肌无力、腹胀、恶心、呕吐及心律失常等，低钠血症表现为无力、恶心、痉挛、嗜睡及意识淡漠等。

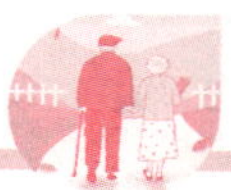

二、尿路刺激征

（一）概述

尿路刺激征是指由膀胱颈和膀胱三角区受到炎症或机械刺激引起的尿频、尿急、尿痛表现，可伴有尿不尽及下腹坠痛。

1．发生原因

（1）泌尿系统感染。泌尿系统感染是引起尿路刺激征的主要原因，约一半的患者可在尿液培养中发现细菌。

（2）肾结核。肾结核患者早期常伴有膀胱结核，因此会出现尿频；晚期可出现膀胱壁纤维化，导致膀胱容量缩小，尿路刺激征会更加明显。

（3）膀胱肿瘤。膀胱肿瘤的压迫也可导致尿路刺激征的出现。

2．发生特点

（1）尿频。尿频表现为尿意频繁，但每次尿量不多，或是仅有尿意，但没有尿液排出。

（2）尿急。尿急表现为一旦出现尿意，就急迫难忍。

（3）尿痛。尿痛表现为排尿时伴有会阴或下腹部疼痛，多为灼痛或刺痛。

（二）护理措施

1．生活护理

（1）休息护理。老年人处于急性发作期时，护理员应安排其卧床休息，并让其采取屈膝侧卧位。

（2）会阴护理。护理员应加强老年人的个人卫生护理，嘱其勤换内衣裤，增加会阴清洗的次数；应指导或协助老年人便后由前向后擦拭，以免肠道细菌侵入尿路而引起感染。

养老小贴士

为老年女性擦洗会阴时，应按照阴阜、尿道口、阴道口、肛门的顺序进行，边擦洗边转动毛巾；为老年男性擦洗会阴时，应按照尿道外口、阴茎、阴囊、肛门的顺序进行。

（3）饮水护理。如老年人无禁忌证，护理员应尽量让其多饮水、勤排尿，保证每天饮水量不低于 2 000 mL，尿量在 1 500 mL 以上，且每隔 2～3 h 排尿 1 次，以不断冲洗尿路、减少细菌在尿路中停留。

2．病症护理

（1）缓解疼痛。护理员可为老年人热敷或按摩，以缓解局部肌肉痉挛，减轻疼痛，必要时，可遵医嘱为其使用镇痛药物。

（2）用药护理。护理员可遵医嘱给予老年人抗菌药物和碳酸氢钠，并注意观察药物的疗效和不良反应。

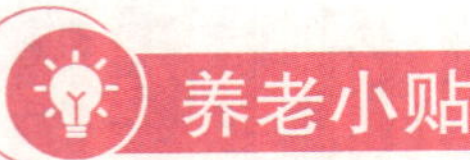

养老小贴士

碳酸氢钠可碱化尿液，有利于减轻尿路刺激征。

3．心理护理

护理员应促使老年人保持心情愉快，防止因精神紧张而加重尿频。可指导老年人进行一些感兴趣的活动，如听轻音乐、看书、看电视、聊天等，以分散注意力，减轻疾病带来的焦虑，缓解尿路刺激征。

任务实施

为王爷爷制订护理方案

【任务背景】

经过一段时间的治疗，王爷爷的身体状况已明显好转，可以出院。医生告诉小刘，王爷爷出院后仍需要服用利尿剂、严格控制饮食中的盐分，同时要定期监测血压和血糖，确保其处于正常范围内。

【任务要求】

（1）请根据本任务所学知识，结合任务导入和任务实施的背景，以6～8人为一组，帮助小刘为王爷爷制订一份个性化的护理方案，并形成书面内容。

（2）各组派1人上台分享本组制订的护理方案，由任课教师进行评分。

任务二　掌握尿路感染的预防与护理措施

任务导入

张奶奶今年80岁，一直以来身体状况良好，但最近她发现自己出现了尿频、尿急的症状。起初，张奶奶以为是天气变冷引起的身体自然反应，所以并未加以重视。然而，随着时间的推移，她的症状不仅没有缓解，反而越来越严重，甚至出现了尿痛和血尿。张奶奶的孙女注意到她的异常后，立即带她去了医院。

在医院，医生为张奶奶做了尿液分析和血液检查。检查结果显示，张奶奶的尿液中有大量的白细胞和细菌，据此，医生诊断张奶奶为尿路感染。医生解释说，尿路感染是一种常见的泌尿系统疾病，在老年人群中尤为常见，这主要是因为随着年龄增长，老年人泌尿系统的防御功能有所减弱，更容易受到细菌的侵袭。

仔细阅读上述案例并思考：

根据张奶奶的症状，作为护理员，应为张奶奶采取哪些方面的护理措施？

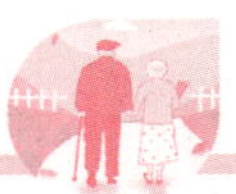

一、疾病概述

尿路感染是指由各种病原体侵袭尿路（包括肾脏、输尿管、膀胱和尿道）引起的感染，常见于老年人等免疫力低下的人群。

（一）发病原因

尿路感染主要由细菌（以大肠埃希菌最为常见）感染所致。感染途径主要包括以下三种。

（1）上行感染是指病原体经由尿道进入膀胱、输尿管和肾盂等部位引起感染，这种途径最为常见。正常情况下，尿道口周围有少量病原体寄居，不引起感染。当机体免疫力下降、尿道黏膜有损伤或入侵病原体致病力强时，病原体可侵入尿道引起感染。

（2）血行感染是指病原体经由血液循环到达肾脏和尿路其他部位引起感染，这种途径较为少见，多发生于机体免疫力极低时。

（3）邻近组织感染是指尿路邻近组织的感染向周围蔓延，引起感染。

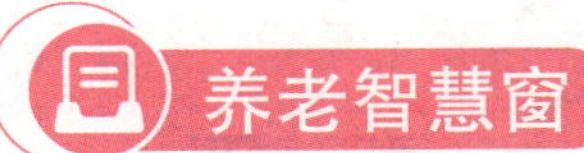

养老智慧窗

尿路感染的易感因素

（1）性别因素：女性尿道短（仅 3～5 cm）且直，尿道口离肛门近，因此易被细菌污染。老年女性易发生尿路感染除了与女性尿道短、免疫力降低有关外，还与雌激素水平下降致尿路局部免疫力降低有关。

（2）尿路梗阻：是尿路感染最重要的易感因素，尿路梗阻的常见原因有尿路结石、膀胱癌、前列腺增生等。尿液潴留时，上行的病原体不能被及时地冲刷出尿道，易在局部大量繁殖引起感染。

（3）膀胱输尿管反流：可使膀胱内含病原体的尿液进入肾盂引起感染。

（4）使用尿道插入性器械：导尿或留置导尿管、膀胱镜检查、尿道扩张术等可引起尿道黏膜损伤，并可将前尿道或尿道口的病原体带入膀胱或上尿路而致感染。

（5）机体免疫力降低：糖尿病、慢性肾脏疾病、慢性腹泻、长期卧床、长期使用糖皮质激素等，可使机体免疫力降低而易发生感染。

（6）泌尿系统畸形或功能异常：肾发育不全、多囊肾、海绵肾、铁蹄肾、双肾盂或双输尿管畸形、巨输尿管等，均易使局部组织对病原体免疫力降低而发生感染。

（二）症状

根据感染发生的部位，尿路感染可分为上尿路感染和下尿路感染，前者指肾盂肾炎，后者包括膀胱炎和尿道炎。

1. **上尿路感染**

上尿路感染症状与炎症程度有关，多数起病急骤，表现如下。

（1）全身症状：常有寒战、高热，伴有头痛、全身酸痛、无力、食欲不振；轻者全身症状较少，甚至无症状。

（2）泌尿系统症状：常有尿路刺激征表现，多伴有腰痛；可有脓尿和血尿；部分患者可无明显的尿路刺激征，而以全身症状为主或表现为血尿伴低热和腰痛。

2. **下尿路感染**

下尿路感染的症状主要为尿路刺激征，伴排尿不适。常有白细胞尿，约 30%的患者有血尿，偶有肉眼血尿。一般无全身症状。

养老小贴士

血尿是指尿液中混有红细胞的异常状态。

（三）常见的辅助检查

尿路感染常见的辅助检查项目有尿常规检查、尿细菌学检查和 B 超检查等。

尿常规检查的几个关键指标

（四）治疗要点

1. **一般治疗**

急性期注意休息，多饮水，勤排尿。尿路刺激征和血尿明显者，可口服碳酸氢钠或者枸橼酸钾。

2. **抗菌治疗**

（1）膀胱炎。

- 单剂量疗法：一般选用磺胺甲恶唑、甲氧苄啶、碳酸氢钠一次服下，或氧氟沙星一次服下。
- 短程疗法：一般选用磺胺类、喹诺酮类、半合成青霉素、头孢菌素类。

（2）急性肾盂肾炎。

- 轻度肾盂肾炎一般选用喹诺酮类、半合成青霉素类或头孢菌素类。
- 严重肾盂肾炎有明显毒血症状者需静脉给药，一般选用青霉素类、头孢菌素类、喹诺酮类。

二、预防措施

（1）保持老年人生活规律，避免过度劳累；为老年人制订适当的运动计划，提高身体免疫力。

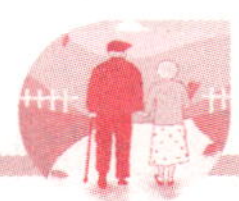

（2）嘱老年人每天多饮水、勤排尿，这是预防尿路感染最简便而有效的措施。
（3）注意老年人的个人卫生，加强对老年人（尤其是老年女性）会阴部及肛周皮肤的清洁。
（4）对有膀胱输尿管反流的老年人，须嘱其二次排尿，即每次排尿后数分钟再排尿一次。

三、护理措施

（一）生活护理

1．环境护理

护理员应为老年人提供安静、舒适的生活环境，定时通风，保持室内温度、湿度适宜。

2．饮食护理

护理员应为老年人提供清淡、营养丰富、易消化的食物；应嘱老年人多饮水、勤排尿。

3．休息护理

对于高热的老年人，护理员应嘱其卧床休息，增加睡眠。待其体温恢复正常、症状明显减轻后，可协助其适当下床活动。

（二）病症护理

1．病情观察

护理员应注意观察老年人腰痛的程度和变化情况，并监测体温、尿液性状的变化。如老年人高热持续不退或体温突然升高，且出现腰痛加剧等，应考虑可能出现并发症，需及时通知医务人员。

2．发热的护理

当老年人的体温在38.5℃以下时，护理员可采取冰敷、温水擦浴等物理降温措施；当体温在38.5℃以上时，可遵医嘱让其服用退热药物。

3．尿路刺激征的护理

具体护理措施详见本项目任务一。

4．用药护理

护理员应遵医嘱给予老年人抗感染药物，并注意观察药物的疗效和不良反应。

（三）心理护理

护理员应促使老年人保持心情愉快，避免因过分紧张而加重尿频；可引导其从事一些感兴趣的活动，如听音乐、看书、和朋友聊天等，以分散注意力、减轻焦虑。

任务实施

照顾张奶奶

【任务背景】

为了治疗尿路感染，医生为张奶奶开了抗生素，并建议她多喝水、勤排尿，以冲洗尿道，减少细菌的数量。同时，医生还强调了个人卫生的重要性，建议张奶奶在大小便后用温水清洗外阴部，以减少细菌滋生的机会。张奶奶的儿子、儿媳工作较忙，无法全天照顾她，但又担心张奶奶忘记按时吃药、清洗时滑倒等，最终决定委托护理员小赵照顾张奶奶。

【任务要求】

（1）以小组为单位，每组 6～8 人。

（2）组内成员根据任务导入和任务实施的情景，结合本任务所学内容，扩写情景剧剧本，剧本内容应包括护理员小赵对张奶奶日常生活、病症及心理等方面的护理。

（3）各组派两人上台表演，一人扮演张奶奶、一人扮演护理员小赵。演练完成后，任课教师点评。

任务三　掌握良性前列腺增生的预防与护理措施

任务导入

陈爷爷，70 岁，因儿女都在外地，于 5 年前老伴儿去世后入住养老院，一直以来身体都很健康。但是最近他感到排尿有些困难，尤其是在夜里，需要起床好几次去厕所。起初，他以为年纪大了，身体自然会有些小毛病。然而，随着时间的推移，他排尿困难的症状越来越严重，甚至出现了尿失禁的情况。陈爷爷的护理员小王了解到这一情况后立即将其送至医院就诊。

医生为陈爷爷做了直肠指检和前列腺超声检查等。检查结果显示，陈爷爷的前列腺体积增大，诊断为良性前列腺增生。李爷爷对此十分担心，但医生向其解释说，良性前列腺增生是一种常见的老年男性疾病，让其不要过于紧张，采取一定的医疗和护理措施是可以治愈的。

仔细阅读上述案例并思考：

针对陈爷爷的身体状况，小王应采取哪些护理措施？

一、疾病概述

良性前列腺增生简称“前列腺增生”，是指由腺体增大压迫尿道引起的以排尿困难、尿潴留为主要症状的疾病。该病是老年男性最常见的疾病之一。

（一）发病原因

目前前列腺增生的发病原因尚未完全明确，高龄是其中一个重要原因。一般情况下，男性在 45 岁以后，前列腺即可伴有不同程度的增生，50 岁以后则可出现不同程度的症状。此

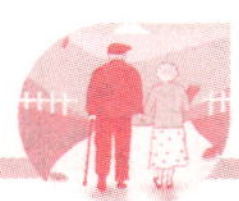

外，受寒、劳累、情绪改变、进食辛辣食物及酗酒等因素，常可使原有病情加重。

（二）症状

1．尿频

尿频是前列腺增生最常见的早期症状，夜间更为明显。

2．排尿困难

前列腺增生后，可压迫尿道，造成尿道梗阻。患者排尿时，需要使用比正常情况下更大的力气克服阻力，才能将尿液顺利排出。

3．尿潴留和尿失禁

当疾病进展到晚期，尿道梗阻较为严重，饮酒、受凉、感染、憋尿时间过长等可使前列腺突然充血、水肿，导致尿液无法从膀胱排出，从而发生急性尿潴留。当膀胱过度充盈时，可有少量尿液从尿道口自然溢出，发生充溢性尿失禁。

4．尿路刺激征

前列腺增生合并尿路感染时，可出现尿路刺激征。

（三）常见的辅助检查

前列腺增生常见的辅助检查项目有直肠指检、前列腺超声检查及尿动力学检查等。其中，直肠指检是诊断前列腺增生的重要检查之一，应在老年人排空膀胱后进行。

养老小贴士

尿动力学检查包括尿流率、尿道压及膀胱压的测定，此方法可判断膀胱逼尿肌的损害程度及功能，有助于治疗方案的选择。

（四）治疗要点

1．非手术治疗

（1）观察随访。无明显症状或症状较轻者，一般无须治疗，但需密切随访。

（2）药物治疗。药物治疗适用于疾病早期，常用的药物为 α_1 受体阻滞剂（如特拉唑嗪、哌唑嗪及坦索罗辛等）。

2．手术治疗

目前最常用的手术方式是经尿道前列腺切除术，适用于前列腺增生严重、残余尿量较多、症状明显而药物治疗效果不好且身体能耐受手术者。

二、预防措施

（1）让老年人适当运动（如慢跑、打太极拳等），避免久坐，以改善前列腺局部的血液循环，减轻前列腺淤血。

（2）嘱老年人多饮水、勤排尿；多为其提供高膳食纤维食物，避免提供辛辣等刺激性食物，以防便秘。

（3）加强老年人的个人卫生，特别是会阴部的清洁卫生，预防感染。

（4）嘱老年人一有尿意就立即排尿，避免膀胱过度充盈。

三、护理措施

（一）生活护理

1．环境护理

护理员应保持老年人居室内环境清洁、宽敞、安静、舒适，定期开窗通风、紫外线消毒。

2．饮食护理

护理员应为老年人提供高营养、易消化的食物，并辅以高膳食纤维食物，以保证老年人大便通畅，从而降低腹内压；对合并尿路感染的老年人，应嘱其多饮水、勤排尿，以冲刷尿路；对前列腺切除术后的老年人，术后 6 h 可提供流质饮食，1～2 d 后可恢复正常饮食。

3．活动护理

护理员应嘱老年人坚持锻炼，不宜久坐，以免前列腺血流不畅；嘱其不要憋尿，养成一有尿意就立即排尿的习惯。

（二）病症护理

1．病情观察

护理员应注意观察老年人有无尿潴留、尿失禁及尿路感染的症状，一旦出现，应及时带其就医。

2．引流尿液的护理

有尿潴留的老年人会留置导尿管引流尿液，护理员应严密观察尿液的性质和量，并保持导尿管妥善固定、引流通畅，防止导尿管扭曲、折叠、堵塞；应每天用棉球消毒尿道外口两次，保持会阴部清洁。

3．用药护理

护理员应严格遵医嘱给予老年人抗前列腺增生药物，并注意观察药物的不良反应。例如，α_1 受体阻滞剂的不良反应主要有头晕、直立性低血压等，应在睡前服用，用药后卧床休息，预防跌倒；5α-还原酶抑制剂起效缓慢，在服药后 3 个月左右才有明显效果，且停药后易复发，应向老年人解释需坚持长期服药。

（三）心理护理

前列腺增生是一种进行性加重的疾病。受排尿困难、尿潴留、并发尿路感染等的影响，老年人常出现烦躁、焦虑及失眠的情况，同时会担心因自身高龄而增加手术的风险，有些老年人甚至会不配合治疗。护理员应理解老年人的痛苦，采取措施稳定其情绪，使其积极配合

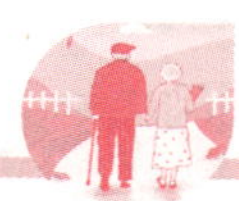

治疗和护理，树立战胜疾病的信心。

任务实施

为陈爷爷制订护理方案

【任务背景】

医生为陈爷爷开具了特拉唑嗪和非那雄胺，以缓解尿道压力和缩小前列腺体积。同时，医生还建议多喝水，保持充足的水分摄入，以冲洗尿道，减少感染的机会。

【任务要求】

（1）请根据本任务所学知识，结合任务导入和任务实施的背景，以6～8人为一组，为陈爷爷制订一份个性化的护理方案，并形成书面内容。

（2）各组派1人上台分享本组制订的护理方案，由任课教师进行评分。

任务四 掌握慢性肾衰竭的预防与护理措施

任务导入

李爷爷，75岁，有高血压和糖尿病病史。近期，李爷爷常感到体力不支、疲乏无力、食欲不振，且有轻微的水肿。但这并未引起李爷爷的重视，他认为只要多加休息，身体便能自然恢复。在社区组织的常规健康检查中，医生发现李爷爷的肾功能指标异常，随即安排其进行进一步检查。最后，李爷爷被诊断为慢性肾衰竭。

为了治疗慢性肾衰竭，医生为李爷爷制订了综合治疗方案，包括饮食调整，如限制蛋白质和盐分的摄入，以减轻肾脏的负担。

仔细阅读上述案例并思考：

慢性肾衰竭有哪些症状？如果你是李爷爷的护理员，应该为其提供什么样的饮食？

一、疾病概述

慢性肾衰竭是指由各种慢性肾脏疾病引起的肾进行性损伤和肾功能障碍的逐渐恶化。

（一）发病原因

慢性肾衰竭的常见病因有肾小球肾炎、糖尿病肾病、高血压肾小动脉硬化、肾小管间质性疾病、肾血管疾病、遗传性肾病等。慢性肾衰竭进展缓慢，但在一些诱因（如高血糖、高血压、高脂血症、低蛋白血症、吸烟等）下可短期内急剧恶化。

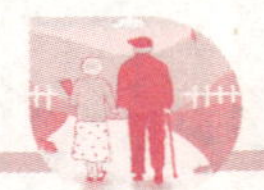

（二）症状

在慢性肾衰竭早期，患者常无明显症状，或仅有乏力、腰酸、夜尿增多、食欲不振等症状。随着疾病的进展，上述症状日趋严重，到终末期，患者可出现全身多个系统的功能紊乱。

1．水、电解质和酸碱平衡紊乱

患者可出现水钠潴留或低钠血症，高钾或低钾血症，高磷血症，低钙血症，高镁血症，代谢性酸中毒等。

2．糖、脂肪、蛋白质代谢障碍

患者可出现低血糖，高甘油三酯血症，高胆固醇血症，蛋白质合成减少、分解增加。

3．各系统症状

（1）消化系统的症状：主要包括食欲不振、腹胀、腹泻、恶心、呕吐，其中食欲不振是最常见和最早期的表现。晚期患者常发生口腔溃疡、消化道黏膜糜烂，呼出的气体中常带有尿味。

（2）心血管系统的症状：主要包括高血压、心力衰竭、动脉粥样硬化等。

（3）呼吸系统的症状：患者常有气促。酸中毒的患者可表现为深大呼吸，心功能不全的患者可因发生肺水肿而出现呼吸困难。

（4）血液系统的症状：几乎所有的慢性肾衰竭患者均有轻至中度贫血。此外，多数患者可有出血倾向，轻者表现为皮下瘀斑、鼻出血，重者可出现颅内出血、消化道出血。

（5）皮肤的症状：由于毒性产物对皮肤感受器的刺激，慢性肾衰竭患者最常见的症状之一就是皮肤瘙痒，同时伴有皮肤干燥及脱屑。

（6）神经、肌肉系统的症状：早期症状主要包括失眠、疲乏、注意力不集中、性格改变、抑郁、记忆力下降，甚至谵妄、幻觉、昏迷等；晚期症状包括肢体疼痛、麻木，肢端感觉消失等。

（7）内分泌系统的症状：主要包括多种内分泌功能紊乱，如性激素紊乱、甲状旁腺功能亢进等。

（三）常见的辅助检查

慢性肾衰竭常见的辅助检查项目有肾功能检查、尿常规检查、血常规检查及血生化检查等。

（四）治疗要点

1．治疗原发病，去除加重因素

积极治疗引起慢性肾衰竭的原发疾病，纠正某些使肾损伤加重的可逆因素，如循环血容量不足，使用肾毒性药物，尿路梗阻，感染，水、电解质和酸碱平衡紊乱等。

2．对症治疗

（1）控制高血压：首选药物有血管紧张素Ⅱ受体阻滞剂、血管紧张素转化酶抑制剂。此外，钙通道阻滞剂、利尿剂、β受体阻滞剂等也是常用的一线降压药物。

（2）纠正贫血：一般用重组人促红细胞生成素，同时补充叶酸、铁剂等，严重者需输血。

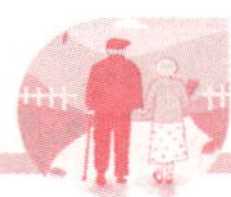

（3）缓解皮肤瘙痒：多通过涂抹乳化油剂或炉甘石洗剂缓解，严重者可口服抗组胺药；控制膳食中磷的比重对部分患者的皮肤瘙痒也有较好效果。

3．饮食治疗

给予低蛋白饮食，同时密切监测营养指标，避免营养不良。

4．替代治疗

经药物治疗无效的尿毒症患者，需及早进行透析治疗，必要时需进行肾移植。

二、预防措施

（1）对肥胖、高血脂、糖尿病、高血压及有肾脏疾病家族史的老年人，应带其每半年检查一次尿常规、肾功能等，以便早发现、早治疗。

（2）对已有肾脏基础病变的老年人，应注意避免加速肾功能降低的各种因素，如控制高血压、避免使用肾毒性药物等。

（3）督促老年人戒烟。

（4）为老年人制订合理的运动计划，以保持体重、维持血压、降低慢性肾衰竭的发生风险。

三、护理措施

（一）生活护理

1．饮食护理

护理员应为老年人提供低量优质蛋白、充足能量、低盐、低钾、低磷的食物。

（1）蛋白质：限制摄入量，且饮食中50%以上的蛋白质应为优质蛋白，如鸡蛋、牛奶、瘦肉、鱼等动物蛋白。

（2）能量：提供充足的能量，以减少体内蛋白质的消耗。可选用能量高而蛋白质含量低的食物，如藕粉、薯类、粉丝等。

常见食物的钠、钾、磷、蛋白质含量及磷/蛋白比值

（3）钠盐：限制每天的钠盐摄入量不超过2 g，水肿、高血压、少尿者需进一步限制。

（4）磷：每天的摄入量为800～1 000 mg。避免提供高磷食物，如全麦面包、动物内脏、干豆类、坚果类、奶粉、乳酪、蛋黄、巧克力等；多提供磷/蛋白比值低的食物，如鸡蛋白、海参等；少提供磷/蛋白比值高的食物，如蘑菇、葵花子、酸奶等。

养老探索营

请同学们以小组为单位，查阅相关资料，为患慢性肾衰竭的老年人制订一日食谱。

2．休息护理

对能起身活动的老年人，护理员应鼓励其适当活动，如室内散步、在力所能及的情况下自理生活等，但应避免劳累和受凉；老年人活动时，要给予陪伴，一旦发现其有不适症状，应暂停活动，让其卧床休息。对贫血严重的老年人，应安排其卧床休息，并嘱其坐起、下床时动作宜缓慢，以免发生头晕。对有出血倾向的老年人，应注意在其活动时采取安全措施，避免受伤。

3．皮肤护理

护理员应注意观察老年人皮肤的颜色、弹性及有无水肿和瘙痒，注意检查卧床者的皮肤受压部位有无发红、水疱、感染、脱屑等；应采取措施防止老年人的皮肤过于干燥而瘙痒，如用中性肥皂和沐浴液为其清洁皮肤、涂润肤剂等；应及时帮助老年人修剪指甲，以防其在皮肤瘙痒时抓破皮肤，造成感染；必要时应遵医嘱给予老年人抗组胺类药物和止痒药，如炉甘石洗剂等。

（二）病症护理

1．病情观察

护理员应严密观察老年人有无疲乏、心悸、气促、呼吸困难、心动过速、甲床或黏膜苍白（贫血症状）等现象，记录老年人每天的体重、血压、体温、尿量等变化。

2．预防感染

（1）有条件时，最好将老年人安置在单人房间，居室内定期通风、消毒。

（2）注意观察静脉输液和留置导尿管等部位有无感染，一旦发现，应及时告知医务人员。

（3）加强对老年人的卫生管理，尤其是口腔及会阴部皮肤的卫生。

（4）对长期卧床的老年人，应定时为其翻身，指导其有效咳痰，防止坠积性肺炎的发生。

（5）对接受透析治疗的老年人，由于其感染乙型病毒性肝炎和丙型病毒性肝炎的概率明显高于正常人群，可预防性地带其接种乙肝疫苗和丙肝疫苗。

3．水肿的护理

水肿的护理详见本项目任务一。

（三）心理护理

慢性肾衰竭几乎没有治愈的可能性，甚至可能需要长期透析治疗或肾移植，身体上的痛苦和昂贵的治疗费用，可能使老年人出现悲观、绝望、抑郁等心理。护理员应增加与老年人之间的沟通交流，倾听老年人的具体问题并有针对性地给予疏导，打消老年人对疾病治疗的顾虑，帮助其树立战胜疾病的信心。此外，还可以通过在走廊摆放绿植、播放老年人喜欢的歌曲等改变环境的措施，使老年人心情得到放松。

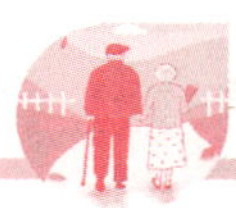

养老新视界

加强社区养老建设，书写“老有所养”答卷

调查显示，我国九成以上的老年人倾向于居家养老，因此，发展居家社区养老服务势在必行。

中国老年学和老年医学学会社区居家养老分会副会长郑志刚介绍，新时代以来，在推进养老服务工作中，民政部门由重视扶持养老机构向推动居家社区机构相协调转变。这一养老服务理念的变革既符合我国的基本国情和文化传统，又顺应广大老年人的期待与愿望，为书写中国式养老温暖答卷打下坚实基础。

“十四五”以来，政府大力支持开展居家和社区养老服务提升行动项目，选择一批项目地区为经济困难的失能、部分失能老年人建设家庭养老床位、提供居家养老上门服务，并对各地开展老年助餐服务给予引导性支持，鼓励探索居家社区养老服务有效模式。

近年来，我国居家社区养老服务机构建设与发展正呈现出强劲势头，社会力量积极参与和发展养老服务。但与居民对养老服务多样化、多层次需求相比，社区养老服务机构数量还有待增加，供给质效也需进一步增强。党的二十届三中全会提出培育社区养老服务机构，正是直面当前养老服务领域突出问题所作出的关键改革举措。

在郑志刚看来，在发展社区养老服务机构时要特别注意，老年人居家养老所需要的服务不仅包括普通的生活照料，还涉及医养、康养等众多领域，一些老年人在文化等领域的个性化需求也值得关注。“我们要切实从老年人需求出发，在培育社区养老服务机构时注意丰富机构类型和层次，下大力度培养从事社区养老服务工作的各类专业技术人才，将老年人真正需要的服务送到他们的床边、身边和周边。”郑志刚说。

资料来源：高蕾，《满足“老有所养”，如何加强培育社区养老服务机构》，中国政府网，2024 年 7 月 31 日，有改动

任务实施

医养结合，让李爷爷养老有“医”靠

【任务背景】

经过一段时间的药物治疗和饮食管理，李爷爷的症状得到了一定程度的缓解。这次的经历让李爷爷和他的子女深刻认识到老年人健康管理的重要性。李爷爷出院后，他的子女考虑到自己常年在外，无法很好地照顾李爷爷，决定让李爷爷入住当地一家医养结合型养老机构，以便得到更专业的护理，从而有效控制病情。

【任务要求】

（1）以小组为单位，每组 6～8 人。

（2）组内成员根据任务导入和任务实施的情景，结合本任务所学内容，扩写情景剧剧本，剧本内容应包括护理员对李爷爷日常生活、病症及心理等方面的护理。

（3）各组派两人上台表演，一人扮演李爷爷、一人扮演护理员。演练完成后，任课教师点评。

项目检测

一、填空题

1．老年人泌尿系统疾病常见的症状和体征有__________和__________。

2．尿路刺激征的表现包括__________、__________和__________。

3．尿路感染的主要感染途径有__________、__________和__________。

4．前列腺增生后，可压迫尿道，造成__________。

5．慢性肾衰竭患者的饮食中，优质蛋白应占__________。

二、判断题

1．对下肢明显水肿的老年人，应让其在卧床休息时采取头高脚低位。（　）

2．有尿路刺激征的患者，每天的饮水量不应低于 2 000 mL，每天尿量应在 1 500 mL 以上。（　）

3．对有膀胱输尿管反流的老年人，须嘱其二次排尿。（　）

4．对前列腺切除术后的老年人，术后 2 h 即可为其提供流质饮食。（　）

5．护理员应嘱老年人一有尿意就及时排尿，避免膀胱过度充盈。（　）

6．接受透析治疗的老年人，感染乙肝和丙肝的概率明显高于正常人群。（　）

三、简答题

1．简述尿路刺激征的护理措施。

2．简述慢性肾衰竭的饮食护理。

四、案例分析题

魏奶奶今晨自感全身不适，午后出现畏寒，继而发热，同时伴有腰部酸痛、尿频、尿急等症状，遂由护理员带来医院就诊。尿常规镜检可见大量白细胞，少许红细胞。接受抗感染治疗后，魏奶奶的病情有所好转。

请回答以下问题：

1．初步判断魏奶奶的疾病类型。

2．请简述该病的预防措施。

3．请为魏奶奶制订护理方案。

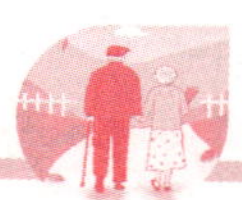

项目学习成果评价

请各位同学根据表 4-1 的评价标准，结合自己的课上学习情况、任务实施和项目检测的完成情况，评价本项目的学习成果，并请任课教师评价打分。

表 4-1　项目学习成果评价表

<table>
<tr><td>班级</td><td></td><td>组号</td><td></td><td>日期</td><td colspan="2"></td></tr>
<tr><td>姓名</td><td></td><td>学号</td><td></td><td>任课教师</td><td colspan="2"></td></tr>
<tr><td>项目名称</td><td colspan="6">老年人泌尿系统常见疾病预防与护理</td></tr>
<tr><td rowspan="2">评价项目</td><td colspan="3" rowspan="2">评价标准</td><td rowspan="2">分值</td><td colspan="2">评分</td></tr>
<tr><td>自评分</td><td>师评分</td></tr>
<tr><td rowspan="4">知识</td><td colspan="3">掌握老年人泌尿系统疾病常见的症状和体征及其护理措施</td><td>15</td><td></td><td></td></tr>
<tr><td colspan="3">掌握老年人泌尿系统常见疾病的预防和护理措施</td><td>20</td><td></td><td></td></tr>
<tr><td colspan="3">熟悉老年人泌尿系统常见疾病的发病原因和症状</td><td>5</td><td></td><td></td></tr>
<tr><td colspan="3">了解老年人泌尿系统常见疾病的治疗要点和常见的辅助检查项目</td><td>5</td><td></td><td></td></tr>
<tr><td rowspan="2">技能</td><td colspan="3">能够做好老年人泌尿系统疾病的预防工作</td><td>15</td><td></td><td></td></tr>
<tr><td colspan="3">能够根据病情为患泌尿系统疾病的老年人制订合理的护理方案</td><td>20</td><td></td><td></td></tr>
<tr><td rowspan="2">素养</td><td colspan="3">尊重、关爱患病老年人，积极鼓励老年人树立战胜疾病的信心</td><td>10</td><td></td><td></td></tr>
<tr><td colspan="3">具有团队协作精神，积极履行护理员的角色和职责</td><td>10</td><td></td><td></td></tr>
<tr><td colspan="4">合计</td><td>100</td><td></td><td></td></tr>
<tr><td colspan="4">总分（自评分×40%+师评分×60%）</td><td colspan="3"></td></tr>
<tr><td>自我评价</td><td colspan="6"></td></tr>
<tr><td>教师评价</td><td colspan="6"></td></tr>
</table>

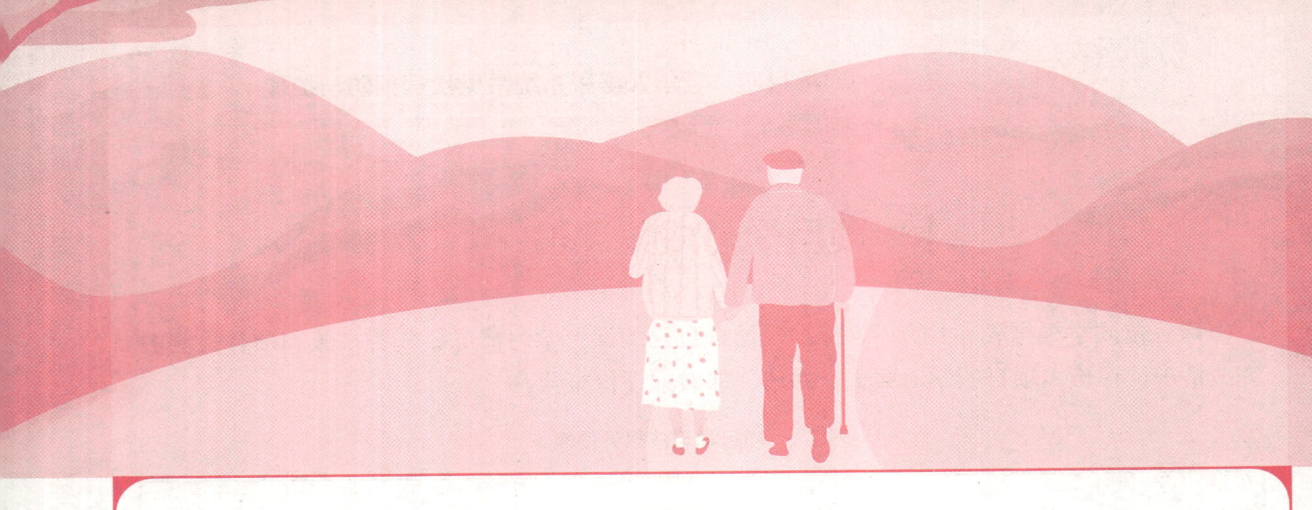

项目五
老年人内分泌与代谢性疾病预防与护理

项目导读

岁月悠悠，它不仅赋予了老年人丰富的经验与智慧，也悄然在其身体上留下了痕迹。内分泌系统作为调节人体机能的“指挥官”，其功能的微妙变化往往会直接影响老年人的生活质量与健康状况。肥胖症、糖尿病、甲状腺疾病等内分泌与代谢性疾病与老年人的日常生活紧密相连，它们悄无声息地影响着老年人的饮食、睡眠、情绪乃至整体健康。作为守护老年人健康的护理员，应帮助老年人有效预防和护理内分泌与代谢性疾病，以提升其生活质量，让他们安享晚年生活。

知识目标

- 熟悉老年人内分泌与代谢性疾病的发病原因和症状。
- 了解老年人内分泌与代谢性疾病的治疗要点和常见的辅助检查项目。
- 掌握老年人内分泌与代谢性疾病的预防和护理措施。

技能目标

- 能够做好老年人内分泌与代谢性疾病的预防工作。
- 能够根据病情为患内分泌与代谢性疾病的老年人制订合理的护理方案。

素质目标

- 树立尊老、敬老的职业观念，以平等、尊重的态度对待每位老年人。
- 具有高度的责任心和敬业精神，耐心沟通、细心服务，努力提升老年人的生活质量。

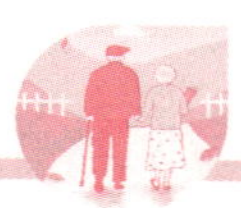

任务一　掌握肥胖症的预防与护理措施

任务导入

张爷爷，68 岁，退休前是一名教师，生活规律，身体健康。退休后，张爷爷迷上了打牌，每天都要在棋牌室待一整天，还经常熬夜，甚至连午餐、晚餐和夜宵都要点外卖在棋牌室吃。随着时间的推移，张爷爷发现自己的体重不断增加，甚至开始出现呼吸困难和关节疼痛的症状。

张爷爷及其子女就上述症状咨询了医生。医生建议，要想这些症状得到好转，首先要做的就是减肥。张爷爷也意识到，自己现在的生活方式很不健康，决定听从医生的建议来改变自己的身体状态。

仔细阅读上述案例并思考：

你认为张爷爷要想减肥成功，需要从哪些方面做出改变？

一、疾病概述

肥胖症是指一种以体内脂肪堆积过多和/或分布异常、体重超常为特征的慢性代谢性疾病。

（一）发病原因

1．内分泌与代谢因素

老年人的生长激素分泌减少、老年女性的雌激素水平下降等，都与肥胖症的发生有关。老年人的基础代谢率降低也是导致肥胖症的重要因素。

2．环境因素

环境因素主要指生活方式的改变，包括能量摄入过多及膳食结构不合理（如高脂肪、低膳食纤维饮食）、体力活动减少等。

3．其他因素

其他导致肥胖症的因素主要包括遗传因素（占 40%～70%）、疾病因素（如甲状腺功能减退症）及药物因素（如糖皮质激素）等。

（二）症状

根据肥胖程度，肥胖症可分为轻度肥胖、中度肥胖、重度肥胖三级。轻度肥胖多无症状，中度肥胖、重度肥胖可引起呼吸困难、关节痛、肌肉酸痛、易疲乏，以及焦虑、抑郁等。肥胖者常合并血脂异常、高血糖、高血压等疾病，即代谢综合征，还可并发胆囊疾病、高尿酸血症、痛风和骨关节病等。

（三）诊断标准

体重指数（BMI，体重与身高的平方的比值）是常用的诊断肥胖症的指标，BMI 在 24～28 kg/m² 为超重，≥28 kg/m² 为肥胖。对于向心性肥胖（身体脂肪分布以躯干尤其是腹部为主的肥胖），多以腰围为诊断指标，男性腰围≥90 cm、女性腰围≥85 cm 为向心性肥胖。

（四）治疗要点

治疗肥胖症以减少能量摄入及增加能量消耗为原则，强调以行为方式干预、饮食干预、运动干预为主，必要时辅以药物或手术治疗。

二、预防措施

（1）向老年人开展有关肥胖症的科普教育，使其了解肥胖症与心脑血管疾病、糖尿病等的密切关系。

（2）指导老年人养成良好的饮食习惯，均衡饮食，少吃油炸、高糖、高脂肪的食物，控制食盐的摄入量。

（3）指导老年人适当参加运动，为其制订合理的运动计划。

（4）督促老年人戒烟、戒酒。

（5）每天监督并记录老年人的饮食和运动情况，定期为其测量体重及腰围。

三、护理措施

（一）生活护理

1．饮食护理

（1）合理调整膳食结构。护理员应根据老年人的体重、病情等，合理调整膳食结构，以低能量、低脂肪、适量蛋白质、含复杂糖类（如谷类）为基本原则，保证蛋白质、碳水化合物和脂肪提供的能量分别占饮食总能量的 15%～20%、50%～55%和 30%以下；应增加新鲜水果和蔬菜在膳食中的比重，保证维生素和膳食纤维的摄入量；应尽量采用蒸、煮、炖的烹调方法，避免提供油炸食物。此外，应控制食盐的摄入量每天低于 6 g。

（2）改变不良饮食习惯。护理员应指导老年人改变不良的饮食行为，建立良好的饮食习惯。例如，让老年人定时定量进餐，为其使用小容量的餐具，让其养成细嚼慢咽的习惯；适量增加食物中的膳食纤维，每次进餐前先让其喝汤或喝水以增加饱腹感，从而减少主食的摄入量。

老年人常见的不良饮食习惯

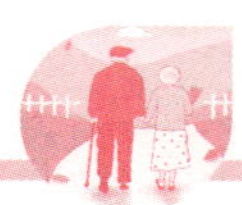

2. 活动护理

护理员应嘱肥胖老年人长期坚持体育锻炼，并根据其肥胖程度和爱好为其选择适合的运动方式，最好是有氧运动，如快步走、打太极拳、慢跑、做健身操等；制订运动计划应循序渐进，先由小运动量开始，再逐步增加；鼓励老年人多步行，减少静坐时间等；如老年人在运动过程中出现头晕、胸闷或胸痛、呼吸困难、恶心等现象，应嘱其停止运动。

（二）病症护理

护理员应注意观察老年人营养状态和体重的控制情况。老年人的体重应持续、缓慢下降，以每周体重下降 0.5～1 kg 为宜。能量摄入过低可引起衰弱、脱发、抑郁，甚至心律失常，应严密观察并及时遵医嘱采取相应措施。

（三）心理护理

（1）护理员应使老年人充分了解肥胖症的危害，以提高其治疗的主动性，提高治疗效果。

（2）护理员应帮助老年人树立战胜肥胖症的信心，保持积极向上的心态，控制饮食，改变不良的生活方式。

（3）护理员应指导老年人树立正确的形体优美观，过胖或过瘦均不利于身体健康。

（4）如果老年人存在自卑、焦虑、抑郁等不良心理，护理员应及时给予心理辅导。

（5）护理员应鼓励肥胖老年人积极参加社会活动，以消除自卑心理。

任务实施

帮助张爷爷减肥

【任务背景】

张爷爷的子女为了让张爷爷成功减肥，特地找来护理员小王帮助并监督他减肥。小王计算得知张爷爷的体重指数已经超过 30 kg/m^2，肥胖状态较为严重。为了帮助张爷爷减肥，小王计划为其制订一个综合性的减肥方案，包括调整饮食结构、改变饮食习惯、每天进行适量的运动等。

【任务要求】

（1）请根据本任务所学知识，结合任务导入和任务实施的背景，以 6～8 人为一组，帮助小王为张爷爷制订一个减肥方案，并形成书面内容。

（2）各组派 1 人上台分享本组制订的减肥方案，由任课教师进行评分。

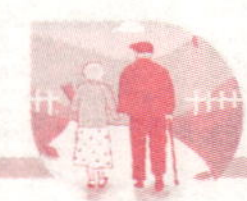

任务二 掌握糖尿病的预防与护理措施

任务导入

李奶奶，72 岁，一直以来都有高血压的病史。近年来，她发现自己的视力有所下降，而且经常感到口渴和疲乏。李奶奶以为是高血压的一些伴随症状，就没有去医院检查，只是按时吃降压药希望有所缓解。但近两个月，李奶奶出现了尿频，也比之前消瘦了许多。有次，李奶奶的女儿从外地回家，注意到她的异常，便立刻带她去医院做了检查。

在医院，医生为李奶奶做了详细的检查，结果显示，李奶奶的血糖水平远高于正常值，她被诊断为 2 型糖尿病。

仔细阅读上述案例并思考：

如果不加干预，李奶奶还可能出现哪些症状？作为护理员，应为李奶奶采取哪些护理措施？

一、疾病概述

糖尿病是指由遗传和环境因素共同作用而引起的一组以慢性高血糖为特征的代谢性疾病。其因胰岛素分泌和/或作用缺陷导致碳水化合物、蛋白质、脂肪、水和电解质等代谢紊乱。随着病程延长，可出现眼、肾、神经、心脏、血管等多系统损害。糖尿病可分为 1 型糖尿病、2 型糖尿病及其他特殊类型糖尿病，老年人中最常见的是 2 型糖尿病。

（一）发病原因

糖尿病的病因和发病机制极为复杂，至今尚未完全阐明。目前认为，1 型糖尿病是自身免疫性疾病，其发病与遗传因素、环境因素（如病毒感染、某些化学毒物和饮食结构不合理等）及自身免疫因素均有关；2 型糖尿病是遗传因素与环境因素（如体力活动减少、饮食结构不合理、向心性肥胖等）共同作用的结果。

（二）症状

1. 代谢紊乱症状群

（1）多尿、多饮、多食和体重减轻。患者的血糖升高，会导致渗透性利尿而出现多尿，继而感到口渴；由于机体不能利用葡萄糖，蛋白质和脂肪消耗增加，患者会出现消瘦、疲乏、体重减轻；为补充糖分，维持机体活动，患者常易饥多食。故糖尿病的症状常被描述为“三多一少”（多尿、多饮、多食和体重减轻），常见于 1 型糖尿病患者，多数老年患者无典型的“三多一少”症状。

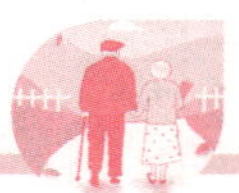

养老小贴士

渗透性利尿是指由于肾小管中溶质浓度的增加、渗透压升高，阻碍肾小管对水的重吸收而引起的尿量增加的状态。

（2）皮肤瘙痒。患者常有皮肤瘙痒，尤其是女性患者，可因尿糖刺激局部皮肤而出现外阴瘙痒。

2．并发症

（1）糖尿病酮症酸中毒。糖尿病酮症酸中毒是指由胰岛素分泌不足引起的糖、脂肪和蛋白质严重代谢紊乱的综合征，临床以高血糖、酮症和代谢性酸中毒为主要表现。患者早期主要表现为“三多一少”症状加重；后期可出现疲乏、食欲不振、恶心、呕吐等症状，常伴头痛、嗜睡、烦躁、呼吸深快有烂苹果味（丙酮味）。

养老小贴士

糖尿病病情加重时，大量脂肪分解，脂肪代谢的中间产物酮体（乙酰乙酸、β-羟丁酸、丙酮）在血中聚集，超过肝外组织的氧化能力，致血酮升高（称为酮血症）、尿中酮体排出增多（称为酮尿症），临床上将酮血症和酮尿症统称为酮症。若代谢紊乱进一步加剧，超过机体的处理能力，则引起酮症酸中毒。

（2）感染。糖尿病易并发各种感染，且常较严重。其中，尿路感染（如肾盂肾炎和膀胱炎）最为常见，女性患者多见，易反复发作。

（3）糖尿病大血管病变。大血管病变主要表现为动脉粥样硬化，多见于主动脉、冠状动脉、脑动脉、下肢动脉等，引起冠心病、缺血性或出血性脑血管病、高血压、下肢血管病变等。大血管病变是糖尿病患者伤残、死亡的主要原因之一。

（4）糖尿病视网膜病变。视网膜病变是糖尿病高度特异性的并发症，多见于糖尿病病程超过 10 年的患者，是糖尿病患者失明的主要原因之一。

（5）糖尿病足。糖尿病足是指与下肢远端神经异常和不同程度的周围血管病变相关的足部感染、溃疡和/或深层组织破坏。轻者主要表现为足部畸形、皮肤干燥和发凉、酸麻、疼痛等，重者可出现足部溃疡与坏疽。

3．低血糖症

对非糖尿病患者来说，低血糖的诊断标准为血糖＜2.8 mmol/L，而接受药物治疗的糖尿病患者只要血糖≤3.9 mmol/L 就属于低血糖范畴。糖尿病患者尤其是老年患者常伴有自主神经功能障碍，影响机体对低血糖的反馈调节能力，从而增加发生严重低血糖的风险。

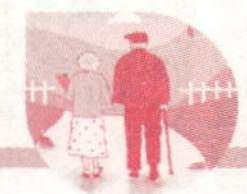

（三）常见的辅助检查

糖尿病常见的辅助检查项目有尿糖测定、血糖测定、口服葡萄糖耐量试验和胰岛 B 细胞功能检查等。

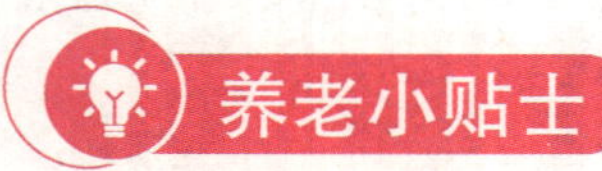

口服葡萄糖耐量试验是指口服一定量的葡萄糖后，间隔一定时间测定血糖水平的试验，是诊断糖尿病的主要方法。

（四）治疗要点

1．营养治疗

营养治疗又称饮食治疗，是所有糖尿病治疗的基础，也是预防和控制糖尿病必不可少的措施。营养治疗的目的是帮助患者维持理想体重，纠正已发生的代谢紊乱，使血糖达到或接近正常水平。

2．运动治疗

运动治疗在糖尿病的管理中占重要地位，适当的运动有利于减轻体重、提高胰岛素敏感性、改善血糖和血脂代谢紊乱，还可减轻患者的压力和紧张情绪。运动治疗的原则是适度、持续性和个体化。

3．药物治疗

大多数患者通过饮食调整或口服降糖药物（主要为促胰岛素分泌剂）即能控制，中晚期患者亦需要用胰岛素（一般为皮下或静脉注射）治疗。

二、预防措施

（1）护理员应为老年人提供糙米、玉米等高膳食纤维的食物作为主食；多提供低糖、高膳食纤维的蔬菜，如白菜、豆芽菜、黄瓜、芹菜、西红柿、油菜、白萝卜等；多提供优质蛋白含量高的食物，如瘦肉、奶类、鱼类、蛋类、豆制品等；多用植物油烹饪食物；避免提供高胆固醇的食物，如动物内脏、蛋黄及黄油等。此外，应保证老年人每天定时定量进餐，切忌暴饮暴食。

（2）体力活动减少、运动不足是糖尿病的风险因素之一。护理员应督促老年人每天运动，如散步、打太极拳等，并根据老年人的身体情况为其安排适当的运动量。

（3）护理员在日常生活中应密切观察老年人体重、精神状态等的变化，并定期为其测量血糖，若出现异常，应立即通知医务人员。

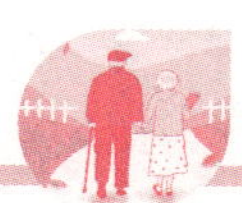

三、护理措施

（一）生活护理

糖尿病老年人一日食谱示例

1．饮食护理

（1）控制食物的组成。

- 碳水化合物提供的能量占饮食总能量的 50%～65%，老年人每天的主食摄入量应在 250～400 g，肥胖者可酌情控制在 200～250 g。
- 脂肪提供的能量占饮食总能量的 20%～30%。
- 对肾功能正常的老年人，蛋白质提供的能量应占饮食总能量的 15%～20%，其中优质蛋白比例应高于 1/3。
- 胆固醇的供给量应控制在每天 300 mg 以下。
- 多提供富含膳食纤维的食物，每天饮食中膳食纤维的含量以 25～30 g 为宜。

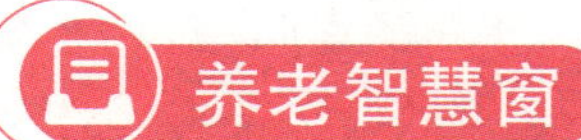

如何计算老年人的每日能量需要量

根据《中国居民膳食营养素参考摄入量（2023 版）》，我国老年人的每日能量需要量见表 5-1。

表 5-1　我国老年人的每日能量需要量

年龄/岁	参考体重/kg		体力活动强度	能量需要量/（kcal・d^{-1}）	
	男	女		男	女
50～	63	55	轻	1 950	1 600
			中	2 400	1 950
			重	2 800	2 300
65～	61	53	轻	1 900	1 550
			中	2 300	1 850
			重	—	—
75～	60.5	51.5	轻	1 800	1 500
			中	2 200	1 750
			重	—	—

我国成人体力活动的水平分级见表 5-2。

表 5-2 我国成人体力活动的水平分级

体力活动水平	职业工作时间分配	工作内容举例
轻	75%的时间坐或站立，25%的时间站着活动	办公室工作、讲课、售货员、酒店服务员等
中	25%的时间坐或站立，75%的时间特殊职业活动	机动车驾驶、电工安装、车床操作等
重	40%的时间坐或站立，60%的时间特殊职业活动	非机械化农业劳动、跳舞、体育运动、采矿等

每克碳水化合物、蛋白质和脂肪在体内完全氧化所产生的能量分别为 16.81 kJ（4 kcal）、16.74 kJ（4 kcal）、37.56 kJ（9 kcal）。

（2）其他注意事项。

- 对超重者，避免提供油炸、油煎的食物，炒菜宜用植物油，少提供动物内脏、蟹黄、虾子、鱼子等高胆固醇食物。
- 督促老年人戒烟、戒酒。
- 每天提供的食盐应＜6 g。
- 严格限制老年人进食各种甜食，包括各种食用糖、糖果、甜点及含糖饮料等，可适当提供非营养性甜味剂，如蛋白糖、木糖醇、甜菊片等。
- 对于血糖控制接近正常范围的老年人，可在两餐之间或睡前为其提供水果，如苹果、橙子、梨等。
- 每周为老年人测量一次体重，如果体重增加＞2 kg，应适当减少总能量；如果消瘦的老年人体重有所恢复，也应适当调整饮食方案，避免体重继续增加。

2．活动护理

护理员应根据老年人的年龄、性别、体力、病情及有无并发症等为其安排适宜的运动，并以循序渐进、能长期坚持为原则。

（1）运动方式的选择。老年人的运动方式以有氧运动为主，如快走、做健身操、打太极拳、打乒乓球等。最佳运动时间是餐后 1 h（从开始进食计时）。

（2）运动量的选择。每周至少运动 4～5 次，每次 30～40 min，可根据老年人的具体情况逐渐延长。对肥胖老年人，可适当增加其运动次数；对使用胰岛素或口服降糖药的老年人，可安排其每天定时运动。

（3）其他注意事项。

- 在老年人运动过程中，应注意为其补充水分。
- 如果老年人在运动过程中出现胸闷、胸痛、视力模糊等，应嘱其立即停止运动。
- 运动结束后，应为老年人做好运动记录，以便监测运动效果和不良反应。
- 运动前、运动后要加强血糖监测。
- 运动不宜安排在老年人空腹时，以免发生低血糖。

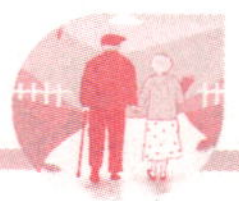

- 对空腹血糖＞16.7 mmol/L、反复低血糖或血糖波动大，合并急性感染、视网膜病变、严重肾病或严重心脑血管疾病者，不可安排其运动，应待其病情控制稳定后方可逐步恢复。

3．皮肤护理

（1）护理员应为老年人勤洗澡、勤换衣，以保持皮肤清洁。需要注意的是，为老年人洗澡时，水温不可过高，并且要选用中性、温和的洗浴用品。

（2）应为老年人准备棉质、宽松、透气的内衣，并且在为老年人洗衣服时将内衣、袜子和其他衣物分开洗涤。

（3）对皮肤瘙痒的老年人，嘱其不要抓挠皮肤。

（4）应每天检查老年人的双足，了解其足部有无感觉减退、麻木、刺痛感，有无红肿、紫绀、水疱、溃疡、坏死等，如有以上糖尿病足的症状，应立即通知医务人员。

（二）病症护理

1．血糖监测

护理员应遵医嘱为老年人监测血糖，一般于三餐前、三餐后 2 h 及睡前测量。

2．口服用药护理

护理员应遵医嘱给予口服降糖药物，注意药物服用时间，并密切观察药物的疗效和不良反应。常用口服降糖药物的不良反应及用药时间见表 5-3。

表 5-3　常用口服降糖药物的不良反应及用药时间

常用药物		常见不良反应	用药时间
分类	药物举例		
磺脲类	格列本脲、格列齐特、格列吡嗪、格列喹酮、格列美脲	低血糖、体重增加、皮肤过敏反应（皮疹、皮肤瘙痒等）、消化道反应（上腹部不适、食欲不振等）	餐前 30 min 服药
双胍类	二甲双胍	消化道反应、皮肤过敏反应	可餐前服用，若有消化道不适，可餐中或餐后服用
格列奈类	有瑞格列奈、那格列奈	低血糖、体重增加	餐前 0～15 min 或进餐时服药
α-糖苷酶抑制剂	阿卡波糖、伏格列波糖、米格列醇	消化道反应（腹胀、排气增多、腹泻等）	与第 1 口饭同服

3．胰岛素使用护理

（1）准确用药。护理员在为老年人注射胰岛素时，对胰岛素的种类、剂量及注射时间等应严格遵照医嘱。

（2）科学注射。胰岛素采用皮下注射法，一般在上臂三角肌、腹壁、大腿外侧、臀部等处注射，如图 5-1 所示。需要注意的是，注射部位应经常轮换，以免形成局部硬结和皮下脂肪萎缩，影响药物吸收及疗效，原则上 2 周内不要在同一点上注射 2 次以上。

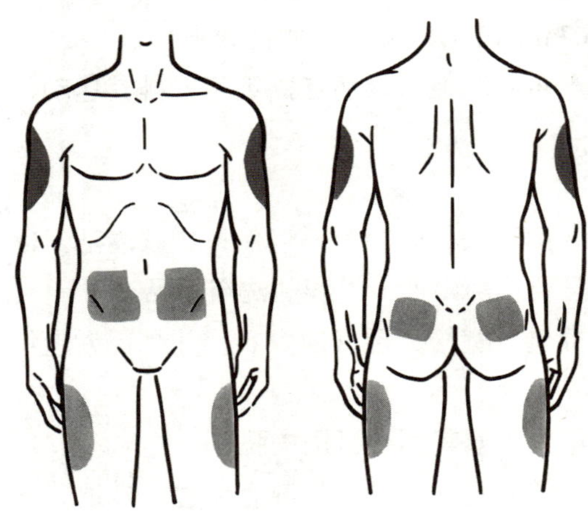

图 5-1　胰岛素注射部位

（3）妥善保存。未开封的胰岛素应在 2～8℃冷藏保存；已开封的胰岛素在常温下（不超过 25℃）可保存 28～30 天，无须放入冰箱，但应避免过冷、过热、太阳直晒、剧烈晃动等，否则可能失效。

（4）关注不良反应。

- 低血糖反应：主要与胰岛素注射剂量过大有关。当老年人出现疲乏、饥饿、出汗、恶心、呕吐、面色苍白、发抖、嗜睡、烦躁等症状时，考虑发生低血糖反应，应为老年人提供碳水化合物类食物，并为其测量血糖。
- 胰岛素过敏：当老年人出现注射局部瘙痒、起荨麻疹时，应立即通知医务人员，并遵医嘱为老年人更换胰岛素制剂种类。

（三）心理护理

护理员应评估老年人对糖尿病的认知，鼓励老年人讲出自己的感受，耐心倾听老年人提出的问题，告知老年人糖尿病虽不能根治，但可通过饮食控制、终身治疗和适当的运动避免并发症的发生。此外，可鼓励老年人参加各种糖尿病病友团体活动，增强其战胜疾病的信心，使其以良好的心理状态积极配合治疗和护理。

任务实施

护理李奶奶

【任务背景】

为了治疗糖尿病，医生为李奶奶开了降糖药物，并建议她调整饮食，减少糖分和碳水化合物的摄入。同时，医生还强调了定期监测血糖的重要性，以便随时了解血糖水平变化。但李奶奶独自一人居住，无法做到这一点，于是李奶奶的女儿便为她寻找了一家医养结合的养老机构。在医生的指导下，护理员协助李奶奶开始服用降糖药，严格控制李奶奶的饮食，并

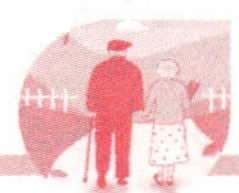

为其定期监测血糖。

【任务要求】

（1）以小组为单位，每组 6 人。

（2）组内成员根据任务导入和任务实施的情景，结合本任务所学内容，扩写情景剧剧本，剧本内容应包括护理员对李奶奶日常生活、病症及心理等方面的护理。

（3）各组派两人上台表演，一人扮演李奶奶、一人扮演护理员。演练完成后，任课教师点评。

任务三　掌握甲状腺功能亢进症的预防与护理措施

任务导入

刘爷爷，75 岁，退休后一直独自居住。最近一段时间，刘爷爷经常感到心慌、胸闷、全身无力，上楼梯时会累得满头大汗，而且他的脾气也越来越大。有一次，刘爷爷的儿子来看望他，发现刘爷爷消瘦了许多，通过询问得知了刘爷爷的其他症状，遂立即带刘爷爷去医院做了检查。经检查，王爷爷被诊断为甲状腺功能亢进症。

仔细阅读上述案例并思考：

甲状腺功能亢进症还可能有哪些症状？在日常生活中，刘爷爷应该注意哪些问题呢？

一、疾病概述

甲状腺功能亢进症，简称“甲亢”，是指血液中甲状腺激素水平异常增高，并作用于全身组织器官所引起的一组神经内分泌系统疾病。

（一）发病原因

甲亢是免疫因素、遗传因素和环境因素（如精神刺激、细菌感染、高碘饮食、含碘药物的应用等）共同作用的结果。

（二）症状

甲亢的典型表现为易激动、烦躁失眠、心悸、疲乏、怕热、多汗、消瘦、食欲亢进、大便次数增多或腹泻、甲状腺肿大、突眼等，而老年患者的甲亢症状较为隐匿，约 60%以上的老年患者症状不典型。老年患者不像中青年患者有明显的心率加快，而心房颤动、心力衰竭和心绞痛是其最常见的心血管症状；其甲状腺多不肿大或轻度肿大。

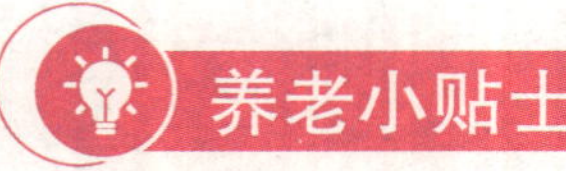

心血管系统症状有时可成为老年甲亢患者的唯一表现，极易被忽视。

此外，老年患者发生甲状腺危象的概率要比中青年患者高。甲状腺危象起病急、发展快，主要表现为甲亢的各种症状加剧。患者多有高热（可达 40℃以上）、焦虑、烦躁不安、大量出汗、心动过速（心率常为 140～200 次/min），晚期可出现谵妄、休克甚至昏迷。最常见的诱因为情绪激动、感染、术前未充分准备、放射性治疗等。

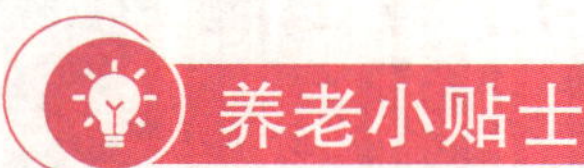

谵妄是一种突发的严重的脑功能改变。谵妄患者不能与外界正常接触，常出现幻觉和过度兴奋、注意力涣散、思维及言语混乱，可伴有意识清晰度的下降，错觉，睡眠紊乱，时间、地点、人物定向力障碍及记忆障碍。

（三）常见的辅助检查

甲亢常见的辅助检查项目有促甲状腺激素测定和血清甲状腺激素测定等，其中促甲状腺激素浓度的变化是反映甲状腺功能最敏感的指标。

（四）治疗要点

1．抗甲状腺药物治疗

抗甲状腺药物是治疗老年人甲亢的主要方法。这种方法不会引起甲状腺的永久性损伤，但疗程长、复发率高。

2．放射性 ^{131}I 治疗

放射性 ^{131}I 治疗的原理是破坏甲状腺组织，减少甲状腺激素分泌。这种方法的有效率在 90%以上，且可避免手术治疗所致的与年龄相关的术后并发症。

3．手术治疗

甲状腺次全切除术的治愈率可达 70%以上，但合并心脏疾病的患者不宜接受手术治疗。

二、预防措施

（1）嘱老年人保持规律的生活方式，劳逸结合，适当增加运动，以提高自身免疫力。

（2）指导老年人改变不良的饮食习惯，合理控制老年人饮食中碘的含量。

（3）嘱老年人养成良好的生活习惯，督促其戒烟、戒酒。

（4）嘱老年人保持愉悦、舒适的心理状态，及时为老年人排解不良情绪，减少其情绪波动。

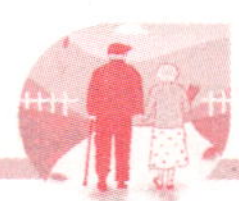

（5）定期带老年人做甲状腺功能检查，尤其是有甲亢家族史或高风险的老年人。

三、护理措施

（一）生活护理

1．环境护理

护理员应保持老年人的居室安静，避免噪声和强光刺激，护理的时间应相对集中。同时，由于老年人患甲亢后怕热多汗，应保证通风良好，保持室温为20℃左右。

2．饮食护理

护理员应为老年人提供高能量、高蛋白、高维生素及矿物质（钙、磷等）丰富的食物，以补充其高代谢状态下消耗的能量，可增加主食、优质蛋白（如奶类、蛋类、瘦肉类）、新鲜水果和蔬菜的供给量；应鼓励老年人多饮水，保证每天饮水量达到2 000～3 000 mL，以补充出汗、腹泻、呼吸加快等所丢失的水分；避免提供刺激性食物及饮料，如辣椒、花椒、浓茶、咖啡等，以免引起老年人精神亢奋；应少提供高膳食纤维食物，以减少排便次数；避免提供含碘丰富的食物（如海带、海鱼、紫菜等），烹饪时应使用无碘盐。

3．休息护理

护理员应为老年人适当增加休息时间，以保证睡眠充足，防止病情加重。

4．皮肤护理

对大量出汗的老年人，护理员应对其加强皮肤护理，及时更换衣服及床单。

（二）病症护理

1．病情观察

护理员应监测老年人的体温、脉搏、血压、呼吸、心率，应密切观察老年人的体重变化、出汗状况、大便次数，以及有无腹泻或脱水症状。

2．眼部护理

护理员应避免老年人的眼睛受到刺激和伤害。例如，嘱老年人外出时戴深色眼镜，以减少光线、灰尘和异物的侵害；在老年人睡前，可遵医嘱为其涂抗生素眼膏，对眼睑不能闭合者，用无菌纱布或眼罩为其覆盖双眼；嘱老年人当眼睛有异物感、刺痛或流泪时，勿用手直接揉眼睛；在老年人卧位休息时，应为其抬高头部，以减轻眼睛胀痛。

3．用药护理

护理员应严格遵医嘱正确给药，切不可自行增减药量或停药，并且要密切观察药物的疗效和不良反应。抗甲状腺药物的常见不良反应及处理措施如下。

（1）粒细胞减少：多发生在用药后2～3个月内。护理员应定期带老年人复查血常规。

（2）药疹：较常见。如果老年人的药疹症状较轻，可遵医嘱给予抗组胺药，不必停药；如果老年人的药疹症状严重，应立即停药，并及时带其就医。

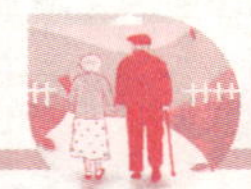

（三）心理护理

（1）护理员应向老年人解释病情，提高其对疾病的认知水平，让其了解自身情绪、性格的改变是暂时的，可在治疗后得到改善。

（2）鼓励老年人表达内心感受，给予充分的理解和同情，建立互相信任的关系。

（3）指导老年人培养画画、读书等兴趣爱好，以充实内心世界，转移注意力。

任务实施

为刘爷爷制作“一周食谱”

【任务背景】

这次经历让刘爷爷了解到，对于有慢性病史的老年人来说，日常的饮食管理是非常重要的。刘爷爷的儿子长期在外地，无法照顾刘爷爷。因此，刘爷爷出院后，其儿子便委托了护理员小周照顾刘爷爷。在询问刘爷爷的身体情况和个人饮食习惯后，小周计划为刘爷爷制作“一周食谱”，以促进刘爷爷的康复。

【任务要求】

（1）请根据本任务所学知识，结合任务导入和任务实施的背景，以6～8人为一组，帮助小周为刘爷爷制作“一周食谱”，并形成书面内容。

（2）各组派1人上台分享本组制作的食谱，由任课教师进行评分。

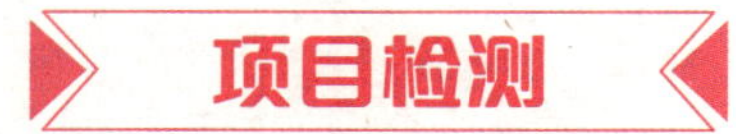

项目检测

一、填空题

1．BMI在__________ kg/m^2 为超重，__________ kg/m^2 为肥胖。

2．肥胖症的治疗强调以__________、__________、__________为主，必要时辅以药物或手术治疗。

3．糖尿病“三多一少”症状是指__________、__________、__________和__________。

4．患糖尿病的老年人饮食中碳水化合物提供的能量应占饮食总能量的__________。

5．甲亢的治疗方法包括__________、__________和__________。

二、判断题

1．随年龄增长，老年人的基础代谢率升高也是导致肥胖症的重要因素。（　）

2．老年人的体重应持续、缓慢下降，以每周体重下降0.5～1 kg为宜。（　）

3．糖尿病患者的最佳运动时间是餐后立刻。（　）

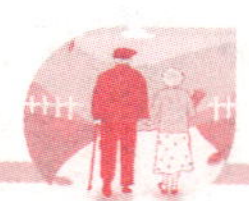

4. 胰岛素的注射位置一般位于上臂三角肌、腹壁、大腿外侧、臀部等处。（　　）
5. 未开封的胰岛素应在 2～8℃冷藏保存。（　　）
6. 应用抗甲状腺药物出现药疹症状严重者可遵医嘱使用抗组胺药控制，不必停药。（　　）

三、简答题

1. 简述肥胖症的治疗要点。
2. 简述甲亢的眼部护理措施。

四、案例分析题

张奶奶，61 岁，因“右足第三趾发黑 1 周，畏寒、发热 1 天”入院。查体：右足第三趾发黑，伴溃疡，周围红肿，皮温升高，压痛；末端感觉稍迟钝。自述有糖尿病史，血糖控制欠佳。

请回答以下问题：

1. 在为张奶奶进行皮肤护理时，应注意哪些问题？
2. 针对张奶奶的糖尿病症状，应采取哪些护理措施？

项目学习成果评价

请各位同学根据表 5-4 的评价标准，结合自己的课上学习情况、任务实施和项目检测的完成情况，评价本项目的学习成果，并请任课教师评价打分。

表 5-4　项目学习成果评价表

<table>
<tr><td>班级</td><td></td><td>组号</td><td></td><td>日期</td><td colspan="2"></td></tr>
<tr><td>姓名</td><td></td><td>学号</td><td></td><td>任课教师</td><td colspan="2"></td></tr>
<tr><td>项目名称</td><td colspan="6">老年人内分泌与代谢性疾病预防与护理</td></tr>
<tr><td rowspan="2">评价项目</td><td colspan="3" rowspan="2">评价标准</td><td rowspan="2">分值</td><td colspan="2">评分</td></tr>
<tr><td>自评分</td><td>师评分</td></tr>
<tr><td rowspan="3">知识</td><td colspan="3">掌握老年人内分泌与代谢性疾病的预防和护理措施</td><td>20</td><td></td><td></td></tr>
<tr><td colspan="3">熟悉老年人内分泌与代谢性疾病的发病原因和症状</td><td>10</td><td></td><td></td></tr>
<tr><td colspan="3">了解老年人内分泌与代谢性疾病的治疗要点和常见的辅助检查项目</td><td>10</td><td></td><td></td></tr>
<tr><td rowspan="2">技能</td><td colspan="3">能够做好老年人内分泌与代谢性疾病的预防工作</td><td>20</td><td></td><td></td></tr>
<tr><td colspan="3">能够根据病情为患内分泌与代谢性疾病的老年人制订合理的护理方案</td><td>20</td><td></td><td></td></tr>
<tr><td rowspan="2">素养</td><td colspan="3">培养尊老、敬老的品质，对老年人保持敬重之心、倾注关爱之情、多做务实之事</td><td>10</td><td></td><td></td></tr>
<tr><td colspan="3">增强对养老护理行业的信心，自觉投身养老护理行业，努力成长为有理想、有责任、有担当的“青春养老人”</td><td>10</td><td></td><td></td></tr>
<tr><td colspan="4">合计</td><td>100</td><td></td><td></td></tr>
<tr><td colspan="4">总分（自评分×40%＋师评分×60%）</td><td colspan="3"></td></tr>
<tr><td>自我评价</td><td colspan="6"></td></tr>
<tr><td>教师评价</td><td colspan="6"></td></tr>
</table>

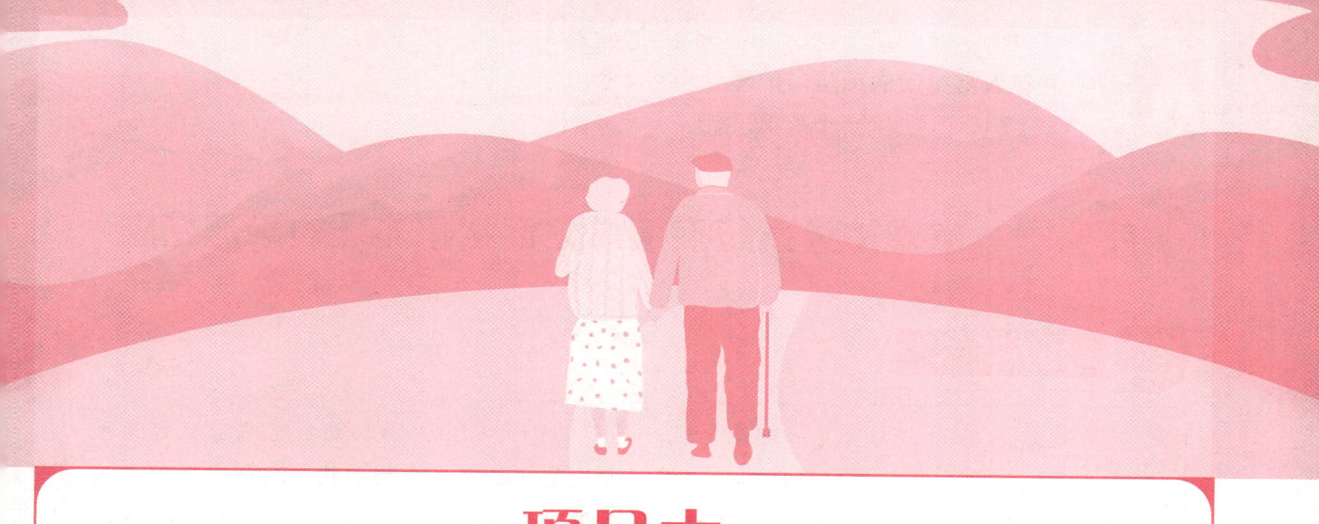

项目六
老年人神经系统常见疾病预防与护理

项目导读

老年人的神经系统就像是一部使用了多年的通话设备，虽然仍能传递信息，但由于这部“通话设备”的“线路”神经纤维已经老化、灵敏性下降，故信息的传输速度和准确性均受到不良影响。

基于上述原因，老年人可能会遇到各种“通话质量不佳”的问题——记忆力减退、反应速度变慢等，对于老年人来说，每个问题都会影响其生活质量。因此，护理员需要定期对老年人的这部“通话设备”进行保养，及时清理各种干扰“信号”的因素。只有这样，才能确保老年人的神经系统能够继续充分发挥作用，从而让老年人享受更多晚年生活的乐趣。

知识目标

- 掌握神经系统疾病常见的症状、体征及其护理措施。
- 熟悉老年人神经系统常见疾病的发病原因和症状。
- 了解老年人神经系统常见疾病的治疗要点和常见的辅助检查项目。
- 掌握老年人神经系统常见疾病的预防和护理措施。

技能目标

- 能够做好老年人神经系统疾病的预防工作。
- 能够根据病情为患神经系统疾病的老年人制订合理的护理方案。

素质目标

- 培养敬业奉献的精神，以及献身一线养老服务事业的大爱情怀。
- 增强预防意识，积极推动“以治病为中心”向“以健康为中心”转变。

任务一　掌握神经系统疾病常见症状和体征的护理措施

任务导入

李奶奶，78岁，与女儿一起生活。一周前的一天晚上，李奶奶在吃完晚饭起身时突感头晕，随即跌倒，头部撞到茶几边缘，女儿见状赶快将李奶奶扶起，却发现她意识模糊、言语不清，便立即将她送往医院。医生听了李奶奶女儿的描述后，对李奶奶进行了初步检查，认为跌倒可能使李奶奶的脑部受损，建议李奶奶住院接受进一步的检查和治疗。

李奶奶在医院接受了一段时间的治疗和康复后，病情有所好转，可以出院。但李奶奶的女儿平时白天上班不在家，不方便照顾李奶奶，于是决定将李奶奶送至家附近的养老院以便获得进一步的康复护理。

仔细阅读上述案例并思考：

脑部损伤或疾病还可能引起哪些症状？如果你是李奶奶的护理员，该如何护理李奶奶？

一、头痛

（一）概述

头痛是神经系统疾病的常见症状，通常是指局限于头颅上半部，即眉弓、耳轮上缘和枕外隆凸连线以上部位的疼痛。

1．发生原因

颅内的血管、神经和脑膜，以及颅外的骨膜、血管、头皮、颈肌、韧带等，均属头痛的敏感结构。机械、化学、生物刺激和体内生化改变等，均可作用于这些敏感结构而引起头痛。

2．类型及特点

（1）偏头痛。偏头痛是常见的原发性头痛，表现为发作性、中重度、搏动样头痛，多发生在头部一侧，一般持续4～72 h，可伴有恶心、呕吐等症状。声刺激、光刺激或日常活动均可加重头痛，安静休息后或服用镇痛药物后头痛可缓解，但常反复发作。

（2）丛集性头痛。丛集性头痛是一种原发性神经血管性头痛，表现为一侧眼眶周围发作性剧烈疼痛，有反复密集发作的特点，伴有同侧眼结膜充血、流泪、瞳孔缩小、眼睑下垂及头面部出汗等症状，常在一天内固定时间发作，可持续数周至数月（常为6～12周）。

（3）紧张性头痛。紧张性头痛多表现为双侧枕部或全头部紧缩性或压迫性头痛，头痛部位不定，通常呈持续性轻、中度钝痛，有头部紧箍感、压迫感或沉重感，常伴有头昏、失眠、焦虑或抑郁等症状。

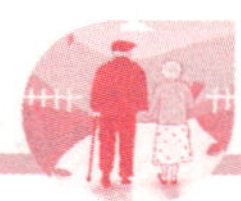

（4）药物过度使用性头痛。药物过度使用性头痛是仅次于紧张性头痛和偏头痛的第三大常见的头痛类型。患者常有慢性头痛史，频繁使用头痛急性对症药物，多伴有焦虑、抑郁等情绪障碍或药物滥用的家族史。

（5）高颅压性头痛。高颅压性头痛是颅内压升高（由颅内肿瘤、血肿、脓肿、囊肿等占位性病变导致）刺激、挤压颅内血管、神经及脑膜等疼痛敏感结构而导致的头痛。患者常表现为持续性的全头部胀痛，阵发性加剧，伴有喷射性呕吐及视力障碍等症状。

（6）低颅压性头痛。低颅压性头痛是脑脊液压力降低（<60 mmHg）导致的头痛，以双侧枕部或额部多见，呈轻度至中度钝痛或搏动性疼痛。具有体位性特点，患者在站立15～30 min会出现头痛或头痛明显加剧，改卧位后头痛逐渐缓解或消失。

（7）颅外局部因素所致头痛。此类型头痛可以是急性头痛，也可为慢性持续性头痛。

- 眼源性头痛：由青光眼、虹膜炎、视神经炎、眶内肿瘤等眼部疾病引起的头痛；常发生于眼眶周围及前额，一旦眼部疾病得到治愈，头痛也会得到缓解。
- 耳源性头痛：由急性中耳炎、外耳道疖肿、乳突炎等耳部疾病引起的头痛；多表现为单侧颞部的持续性或搏动性头痛，常伴有乳突压痛感。
- 鼻源性头痛：由鼻窦炎引起的前额头痛，多伴有发热、鼻腔脓性分泌物等症状。

（二）护理措施

1．病情观察

护理员应密切观察老年人头痛的特点、程度及意识和生命体征的变化，同时应注意观察是否有头晕、恶心、呕吐、耳鸣、失语等先兆或伴随症状。

2．对症护理

护理员应根据头痛的类型为老年人采用不同的缓解头痛的方法。例如，对偏头痛者，可采用松弛疗法，如局部按摩、热水浴、局部热疗等；对高颅压性头痛者，应安排其绝对卧床休息，将床头抬高15°～30°，以促进颅内静脉血液的回流，减轻脑水肿，降低颅内压，同时应避免咳嗽、打喷嚏，以免引起颅内压升高；对低颅压性头痛者，也应安排其卧床休息，避免站立位加重头痛。

3．避免诱因

护理员应尽量避免老年人接触可能诱发或加重头痛的因素，如情绪紧张、饮酒、用力性动作、频繁使用镇痛药物、进食巧克力或奶酪等易诱发头痛的食物等；应保持老年人生活环境安静、舒适、光线柔和。

4．用药护理

护理员应遵医嘱指导老年人正确使用药物，并密切观察药物的疗效及不良反应，切勿滥用镇痛药物，以免引起药物过度使用性头痛。

5．心理护理

长期反复发作的头痛，可能会使老年人出现焦虑、紧张等心理，护理员应理解、同情老年人的痛苦，并耐心解释，适当给予正向引导，使其解除思想顾虑，树立康复的信心，积极配合治疗。

二、眩晕

（一）概述

眩晕是一种运动性或位置性错觉，主要表现为旋转、倾倒及起伏等感觉。根据病变的解剖部位，眩晕可分为系统性眩晕和非系统性眩晕，前者由前庭系统病变引起，后者由前庭系统以外的病变引起；根据性质，眩晕又可分为真性眩晕与假性眩晕，前者存在对自身或对外界环境空间位置的错觉，后者仅有一般的晕动感。

（二）护理措施

1．病情观察

护理员应密切观察老年人眩晕发作的特点、持续时间，询问老年人有无恶心、呕吐、耳鸣和听力减退、心慌的感觉，注意监测老年人血压和脉搏的变化，注意观察老年人眩晕与体位的关系等。

2．心理支持与生活协助

老年人眩晕发作时，护理员应给予陪伴、安慰和鼓励；保持环境安静，避免各种不良刺激。对呕吐者，护理员应协助其采取侧卧位，及时清除呕吐物，保持呼吸道通畅，协助做好生活护理，保持口腔卫生，并注意水分和营养的补充，防止水、电解质平衡紊乱。

3．安全护理

老年人出现头晕、身体不适或不稳感等先兆症状时，应立即协助其平卧休息；急性眩晕时应固定头部，不宜搬动；眩晕发作期间，不要让老年人独自如厕、沐浴或接触热水瓶、茶杯等，以防跌倒和烫伤；老年人下床活动时，应有人搀扶。

4．避免诱因

老年人平卧时，不宜为其准备太高的枕头（以头部抬高15°～20°为宜）；嘱老年人变换体位（突然起坐、站立，或突然从站立位到卧位）时要缓慢；嘱老年人做仰头、低头或头部转动等动作时应缓慢且动作幅度不宜太大；劝导老年人积极治疗原发病，预防直立性低血压、低血糖；某些镇静药物、前庭抑制药物、小脑毒性药物及心血管药物可导致药源性眩晕发作，应提醒服用上述药物的老年人，尤其是服用多种药物的老年人遵医嘱正确服药。

三、意识障碍

（一）概述

1．概念

意识障碍是指人对外界环境刺激缺乏反应的一种精神状态。各类可引起高级神经中枢功能损害的病因，均可导致意识障碍。意识障碍可表现为觉醒度下降和意识内容变化，常通过

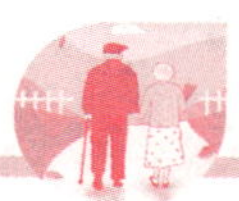

患者的言语反应、对针刺的痛觉反应、瞳孔对光反射、吞咽反射、角膜反射等来判断意识障碍的程度。

2．分类

（1）以觉醒度改变为主的意识障碍。

- 嗜睡：是意识障碍的早期表现。患者表现为睡眠时间过长，但能被外界刺激唤醒，醒后可勉强配合检查及回答简单问题，停止刺激后会继续入睡。
- 昏睡：是较嗜睡更重的意识障碍。患者处于沉睡状态，不能被正常的外界刺激唤醒，只能在大声呼唤或较强烈的刺激下觉醒，醒后可做含糊、简单而不完全的答话，停止刺激后很快入睡。
- 昏迷：是最严重的意识障碍。患者意识完全丧失，无法被任何强刺激唤醒，无有目的的自主活动，不能自发睁眼。

国际上常用格拉斯哥昏迷量表（见表 6-1）评价意识障碍的程度，最高得分为 15 分，最低得分为 3 分，分数越低，病情越重。通常得分在 8 分以上者恢复机会较大，7 分以下者预后较差，3～5 分并伴有脑干反射消失者有潜在的死亡危险。

表 6-1　格拉斯哥昏迷量表

评分项目	评分标准	评分
睁眼反应	自动睁眼	4
	呼之睁眼	3
	疼痛引起睁眼	2
	不睁眼	1
言语反应	定向正常	5
	应答错误	4
	言语错乱	3
	言语难辨	2
	不语	1
运动反应	能按指令动作	6
	能定位针刺痛	5
	能躲避针刺痛	4
	刺痛肢体有屈曲反应	3
	刺痛肢体有过伸反应	2
	无动作	1

（2）以意识内容改变为主的意识障碍。

- 意识模糊：表现为情感反应淡漠，活动减少，语言缺乏连贯性，对外界刺激可有反应，但低于正常水平。

- 谵妄：一种急性脑高级功能障碍。患者对周围环境的认识及反应能力均有下降，表现为认知、注意力、定向与记忆功能受损，思维推理迟钝，语言功能障碍，错觉、幻觉，睡眠觉醒周期紊乱等，可表现为紧张、恐惧和兴奋不安，甚至可有冲动和攻击行为。

（3）特殊类型的意识障碍。

- 去皮质综合征：由双侧大脑皮质广泛受损导致的皮质功能降低或丧失的综合征。患者无自发性言语及有目的的动作，对外界刺激无反应，可无意识地睁眼、闭眼、咀嚼及吞咽，眼球能活动，存在瞳孔对光反射、角膜反射，有睡眠觉醒周期。
- 无动性缄默症：由脑干上部、丘脑的网状激活系统或额叶受损引起的一种特殊的意识障碍。患者貌似觉醒，可注视周围的环境和人物，但不能活动、缄默不语；肌肉松弛，腱反射消失，大小便失禁；对任何刺激无意识反应，但存在睡眠觉醒周期。
- 植物状态：大脑半球严重受损而脑干功能相对保留的一种状态。患者呼之不应，对自身及外界认知功能完全丧失，大小便失禁，可有自发性或反射性睁眼、吮吸、咀嚼、吞咽等原始反射及睡眠觉醒周期。

（二）护理措施

1．生活护理

护理员应为老年人提供气垫床或按摩床，加保护性床挡；保持床铺整洁、干燥，减少对老年人皮肤的机械性刺激，定时为其翻身、拍背，按摩骨突受压处；做好大小便护理，保持会阴部皮肤清洁，预防尿路感染；注意口腔卫生，为不能经口进食或禁食者每天做口腔护理2～3次；对体温不升或肢端发凉者，应注意为其保暖，但应慎用热水袋，防止烫伤。

2．饮食护理

对有意识障碍的老年人，护理员应对其意识障碍程度、营养状态、吞咽能力等多个方面进行综合评估，以选择合适的饮食或营养方式。

对肠内营养者，应给予高维生素、高能量的食物，并补充足够的水分；应定时喂食，鼻饲时抬高床头至少30°，鼻饲后维持原体位至少30 min，防止呕吐或食物反流；应注意对鼻饲液加温输注，预防腹胀、恶心、呕吐等消化道不良反应的发生，同时要通过腹部按摩、热敷等措施改善老年人的胃肠功能。

养老小贴士

> 肠内营养是指通过胃肠道途径为人体提供代谢所需营养素的营养支持方法。与肠外营养比较，具有符合生理状态、维护肠屏障、节约医疗费用等优点。

3．病情监测

护理员应严密监测并记录老年人生命体征、意识、瞳孔等的变化。

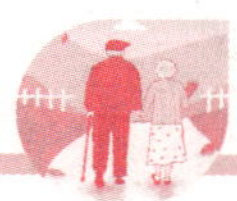

4．保持呼吸道通畅

当老年人出现严重意识障碍时，护理员应为其采取侧卧位，或平卧位头偏向一侧；应及时为其清除口鼻腔分泌物和呼吸道内的痰液，防止误吸导致窒息和肺部感染；对佩戴义齿者，应为其取下活动性义齿。

5．预防并发症

对谵妄躁动者，护理员应给予适当的约束，防止坠床、自伤或伤人；对长期卧床者，应每天定时给予肢体被动运动，预防下肢深静脉血栓形成。此外，应准确记录老年人每天的液体出入量，预防营养失调和水、电解质平衡紊乱。

任务实施

为李奶奶制订个性化护理方案

【任务背景】

李奶奶住进养老院后，养老院分派了护理员小赵照顾李奶奶的生活起居。小赵是一位经验丰富的护理员，对待工作认真负责，对待老人耐心细致。在与李奶奶见面后，小赵详细询问了李奶奶的生活习惯、饮食偏好、住院情况及当前的健康状况，得知李奶奶喜食肉类，喜睡高枕，且有高血压病史。

【任务要求】

（1）请根据本任务所学知识，结合任务导入和任务实施的背景，以 6～8 人为一组，帮助小赵为李奶奶制订一份个性化的护理方案，并形成书面内容。

（2）各组派 1 人上台分享本组制订的护理方案，由任课教师进行评分。

任务二　掌握脑卒中的预防与护理措施

任务导入

张爷爷，70 岁，是一位独居老人。张爷爷是一名业余魔术爱好者，退休后经常在社区活动中表演魔术，深受邻里喜爱。一天，他在准备一场表演时，突然感到剧烈头痛，随后出现左手无法握持物体和说话困难的症状，现场邻居立即为其拨打了急救电话。医生对张爷爷进行影像学检查后，诊断其右侧大脑中动脉供血区域有急性脑梗死。

仔细阅读上述案例并思考：

什么是脑梗死，它与日常生活中人们所说的脑出血有何区别？针对张爷爷的病情，可为其采取哪些护理措施？

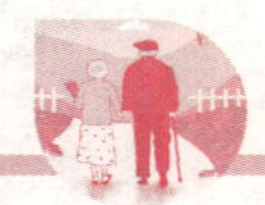

脑卒中是指由脑血管阻塞或破裂导致的局限性或弥漫性脑功能缺损，包括脑梗死（缺血性脑卒中）和脑出血（出血性脑卒中）。

一、脑梗死的预防与护理

（一）疾病概述

脑梗死又称缺血性脑卒中，是指由脑部血液供应障碍导致的局部脑组织缺血、缺氧性坏死。脑梗死是脑卒中最常见的类型，占全部脑卒中的 70%～80%。脑梗死的常见类型包括动脉血栓性脑梗死和脑栓塞。

1．发病原因

（1）动脉血栓性脑梗死最常见的原因是脑动脉粥样硬化，其是脑梗死最常见的临床类型，约占全部脑梗死的 60%。

（2）脑栓塞是指各种栓子随血液进入脑动脉，使血管急性闭塞或严重狭窄而引起的脑梗死。脑栓塞的栓子来源分为心源性和非心源性（如动脉粥样硬化的斑块、脂肪、肿瘤细胞、纤维软骨或空气等），心源性脑栓塞为脑栓塞最常见的类型，约占全部脑梗死的 20%。

2．症状

（1）动脉血栓性脑梗死。动脉血栓性脑梗死起病缓慢，症状多在发病后 10 h 或 1～2 d 达到高峰，主要表现为偏瘫、失语、偏身感觉障碍和共济失调等，部分患者可有头痛、呕吐、意识障碍等症状。

（2）脑栓塞。脑栓塞起病急骤，症状在发病后数秒或数分钟内即可出现，是所有急性脑血管病中发病速度最快的，主要表现为偏瘫、抽搐、失语、意识障碍等。

脑梗死的早期识别

3．常见的辅助检查

脑梗死常见的辅助检查项目有头部 CT 检查和血液检查（包括血常规、血糖、血脂、肾功能、凝血功能检查等）。其中，头部 CT 检查最常用，可显示梗死的部位和范围。

4．治疗要点

（1）早期溶栓。在发病后 3～4.5 h 以内对患者进行溶栓治疗使血管再通，及时恢复血流和改善脑组织代谢，可以挽救梗死周围仅功能改变的缺血组织。

（2）控制血压。对脑梗死后 24 h 内血压升高的患者，应谨慎处理，先针对导致血压升高的相关因素（如疼痛、呕吐、颅内压升高、焦虑、脑梗死后应激状态等）采取措施。

（3）防治脑水肿。脑水肿常于发病后 3～5 d 达到高峰，多见于大面积梗死者。严重脑水肿和颅内压升高是急性重症脑梗死的常见并发症和主要死亡原因。当患者出现剧烈头痛、喷射性呕吐、意识障碍等高颅压征象时，常快速静滴 20%甘露醇 125～250 mL，每 6～8 h 滴注 1 次。

（4）控制血糖。急性期患者血糖升高较常见，可能为原有糖尿病的表现或应激反应。血糖超过 10 mmol/L 时，可给予胰岛素治疗。

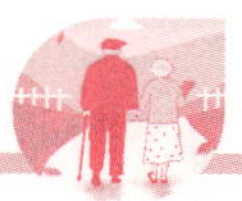

（5）抗血小板聚集。未行溶栓治疗的患者应在发病后 48 h 内服用阿司匹林 150～300 mg/d，但不建议在溶栓后 24 h 内应用，以免增加出血风险。

（6）抗凝治疗。常用药物包括肝素、低分子肝素和华法林。

（7）中医中药治疗。丹参、三七、葛根素、银杏叶制剂等中药材可降低血小板聚集和血液黏滞度，从而改善脑循环。

（8）早期康复治疗。如患者神经功能缺损的症状和体征不再加重、生命体征稳定，即可进行早期康复治疗，目的是减少并发症的出现和纠正功能障碍，调控心理状态，为提高患者的生活质量打好基础。例如，加强卧床患者体位的管理（如良肢位的摆放），加强呼吸道和皮肤的管理以预防感染和压力性损伤，进行肢体被动或主动运动以预防关节挛缩和肌肉萎缩等。

（二）预防措施

（1）指导老年人遵医嘱正确服用降压、降糖和调血脂药物，减少疾病发生的危险因素，并定期带其去医院体检。

（2）对高风险或有病史的老年人，护理员应为其提供高蛋白、高维生素、低盐、低脂的清淡食物，多提供新鲜的水果和蔬菜、谷类、鱼类和豆类，保持老年人机体能量供需平衡。

（3）督促老年人戒烟、戒酒，改变不良生活习惯。

（4）指导老年人每天坚持进行 30 min 以上的慢跑、散步等运动，合理休息和娱乐。

（5）对有病史的老年人，嘱其在改变体位时要缓慢，避免突然转动颈部；洗澡时间不宜过长，水温不宜过高。

（三）护理措施

1．生活护理

（1）皮肤护理。护理员应保持卧床及瘫痪老年人的床单位整洁、干燥、无渣屑，以减少对皮肤的机械性刺激；必要时应对老年人的骶尾部及足跟等部位给予减压贴保护，预防压力性损伤；对偏瘫、截瘫的老年人，护理员应每 2～3 h 为其翻身 1 次。

（2）活动护理。对瘫痪在床的老年人，护理员可根据其年龄、性别、体能情况、瘫痪部位等，为其选择合适的床上运动训练方式。

- 关节被动运动：为老年人进行每个关节各方位的被动运动，可维持其关节活动度，预防关节僵硬和肢体挛缩畸形。
- 博巴斯握手：指导老年人两手十指交叉，患侧拇指位于上面，双臂充分向前伸，缓慢上举至耳侧再落下，如此反复，如图 6-1 所示。鼓励老年人在双臂与躯体成 90°角和 180°角的位置稍作停留，以放松上肢和肩胛，避免手僵硬收缩。督促老年人每天多次练习，充分维持肩关节无痛范围内的活动。
- 桥式运动：压住老年人双膝关节，指导其将双手平放于身体两侧，臀部抬离床面，两膝关节尽量并拢，如图 6-2（a）所示，或悬空健腿，仅患腿屈曲，足踏床面，臀部抬离床面，如图 6-2（b）所示。鼓励老年人保持下肢稳定，一段时间后缓慢放下

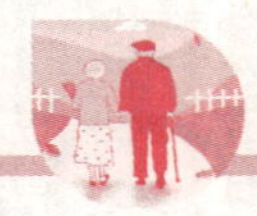

臀部。该运动能增强老年人对髋关节和膝关节的运动控制能力，增强腰部肌肉和髋关节周围肌肉的力量，促进髋和膝的分离运动，为其将来坐下和站立打下良好的基础，防止以后步行时伸髋困难，同时有助于卧床老年人在床上使用便器。

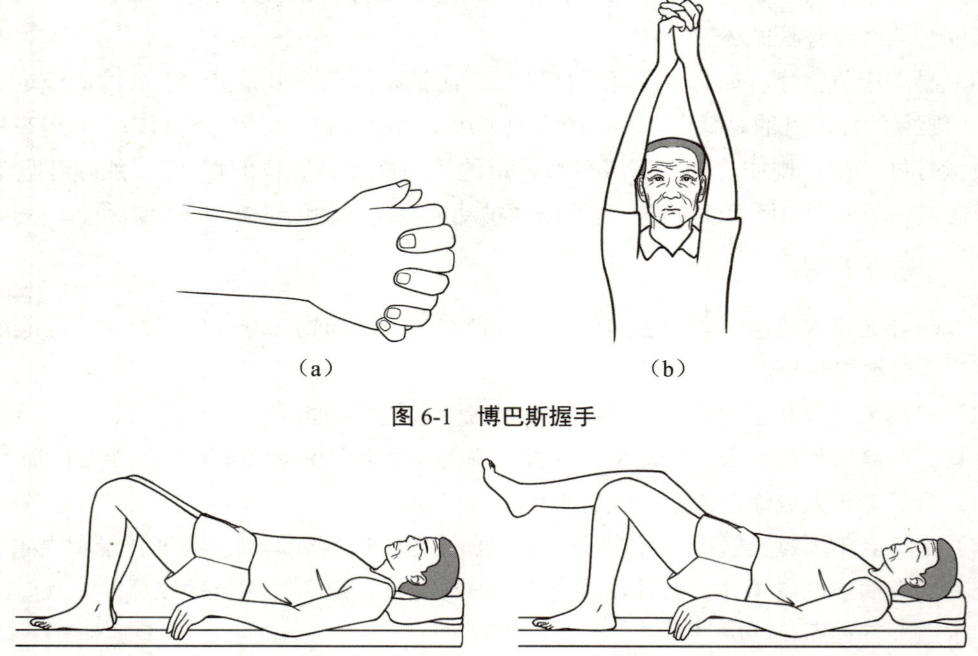

（a）　（b）

图 6-1　博巴斯握手

（a）　（b）

图 6-2　桥式运动

- 起坐训练：鼓励老年人独立从床上坐起来，由侧卧位开始，健足推动患足，将小腿移至床沿外，如图 6-3 所示。坐位时，应保持老年人躯干的直立，可将大枕垫置于身后以提供支撑。

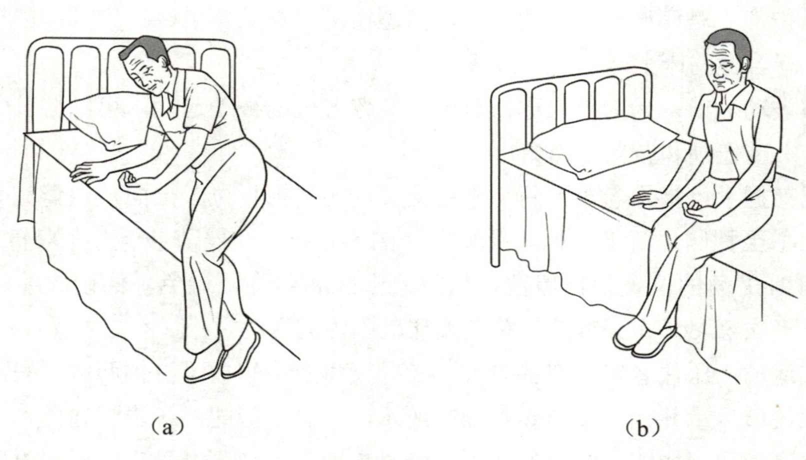

（a）　（b）

图 6-3　起坐训练

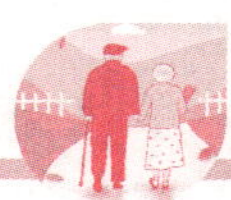

（3）饮食护理。

- 体位的选择：对能坐起的老年人，护理员应协助其采取坐位进食，进食时头略前屈；对不能坐起的老年人，应协助其采取仰卧位，并将床头摇起30°，头下垫枕使头部前屈。
- 食物的选择：应选择营养丰富、易消化的食物。为防止老年人发生误吸，可改变食物的性状，使其易于形成食团便于吞咽。
- 吞咽方法的选择：指导老年人空吞咽和吞咽食物交替进行；对偏瘫的老年人，可嘱其侧方吞咽，即吞咽时头侧向健侧肩部，以防止食物残留在患侧梨状隐窝（喉口两侧的深窝）内。

（4）排便护理。老年人需在床上大、小便时，护理员应为其提供方便的条件、隐蔽的环境和充足的时间；应指导老年人学会和配合使用便器，注意勿拖拉和用力过猛；应为老年人提供充足的水分和均衡的饮食，并嘱其养成定时排便的习惯；对便秘者，可适当按摩其下腹部，以促进肠蠕动。

（5）安全护理。护理员应保证老年人床铺的高度适中，并安置保护性床挡；应将呼叫器和经常使用的物品置于床头伸手可及之处；应保证老年人的活动场所宽敞、明亮，无障碍物阻挡；应在走廊、厕所安装扶手，以方便老年人起坐、扶行；应保持地面平整干燥；应为老年人穿防滑软橡胶底的鞋子、宽松的衣服；对平衡能力差或步态不稳者，应为其提供三脚手杖（见图6-4）等合适的辅助器具，并时刻给予陪伴，防止其跌倒受伤。

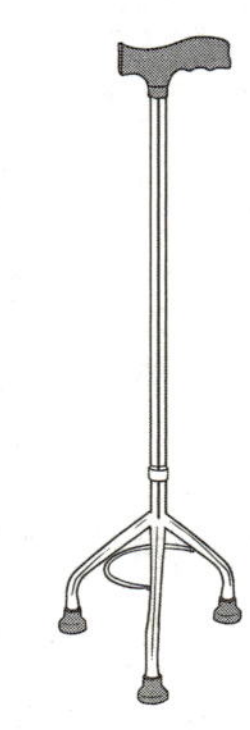

图6-4　三脚手杖

2．病症护理

（1）病情观察。护理员应监测老年人的血压、脉搏、呼吸、体温等生命体征，并注意观察有无意识障碍及其类型和严重程度。

（2）重视患侧的刺激。护理员应尽可能地使偏瘫老年人的患侧在白天自然地接受更多的刺激，如将床头柜、电视机置于患侧方向，为老年人实施护理操作（如洗漱、喂食、测血压等）时都应在患侧进行。

（3）良肢位的摆放。正确的卧位姿势可以减轻患肢的痉挛、水肿，增加舒适感。护理员应尽量为老年人采取平卧位，避免半卧位或其他不舒适的体位；应协助老年人保持良肢位，使肢体处于功能位。同时，应在老年人身体周边使用数个不同大小和形状的软枕提供支撑。

（4）用药护理。护理员应熟悉老年人所用药物的药理作用、用药注意事项、不良反应和观察要点，遵医嘱正确为老年人用药，出现不良反应时应立即通知医务人员。

3．心理护理

护理员应给老年人提供有关疾病、治疗及预后的可靠信息；应关心、尊重老年人，耐心地与其交谈，鼓励其表达自己的感受，指导其克服焦躁、悲观情绪，适应社会角色的转变；应避免任何伤害老年人自尊的言行，尤其是在协助老年人进食、洗漱和如厕时，不要流露出厌烦的情绪；应正确对待康复训练过程中老年人所出现的注意力不集中、缺乏主动性、畏难、悲观及急于求成等心理现象；应鼓励其克服困难，摆脱依赖心理，增强自我照顾能力与

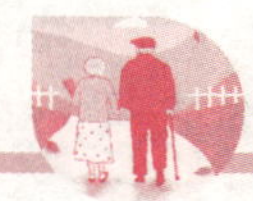

自信心；应营造和谐、舒适的休养环境。

二、脑出血的预防与护理

（一）疾病概述

脑出血是指原发性非外伤性脑实质内出血，占全部脑卒中的20%～30%，且在脑卒中里的病死率最高。

1. 发病原因

脑出血最常见的病因为高血压合并脑部细小动脉硬化。脑部细小动脉硬化后，管壁弹性减弱，当情绪激动、用力过度等使血压骤然升高时，血管易破裂出血。

2. 症状

脑出血起病较急，症状于数分钟至数小时达到高峰，主要表现为瘫痪、失语、剧烈头痛、喷射性呕吐、意识障碍等全脑症状，且发病时血压明显升高。

3. 常见的辅助检查

脑出血最常见的辅助检查项目为头部CT检查，其也是确诊脑出血的首选检查方法。

4. 治疗要点

（1）一般治疗。一般治疗措施主要包括卧床休息2～4周，密切观察生命体征，保持呼吸道通畅，吸氧，保持肢体的功能位，通过鼻饲维持营养供给，积极预防感染，维持水、电解质平衡等。

（2）脱水降颅压。脑出血48 h后脑水肿达到高峰，可使颅内压升高，并致脑疝形成，是导致患者死亡的直接原因，也是影响功能恢复的主要原因。积极控制脑水肿、降低颅内压是脑出血急性期治疗的重要环节。治疗措施为快速静滴20%甘露醇125～250 mL，每6～8 h滴注1次，疗程为7～10 d。

（3）控制血压。脑出血急性期一般不予应用降压药物，而是以脱水降颅压治疗为主。当患者收缩压＞220 mmHg时，应持续静脉输注降压药物并密切监测血压，避免血压波动。

（4）止血和凝血治疗。该治疗仅用于并发消化道出血或有凝血障碍时，对高血压性脑出血（由脑内动脉、静脉或毛细血管破裂引起的一种自发性脑血管病）无效。

（5）亚低温疗法。亚低温疗法是在应用肌松药和控制呼吸的基础上，采用降温毯、降温仪、降温头盔等设备进行的全身和头部局部降温，使用时一般将设备温度控制在32～35℃。该治疗可减轻脑水肿，促进神经功能恢复，且无不良反应。

（6）康复治疗。患者生命体征稳定、病情控制后，应尽早进行肢体功能、语言功能和心理康复治疗，以提高生存质量。

（二）预防措施

（1）指导有高血压的老年人避免使血压骤然升高的各种因素，如过度喜悦、愤怒、焦虑、恐惧、悲伤，突然用力等；指导其遵医嘱正确服用降压药物，维持血压稳定。

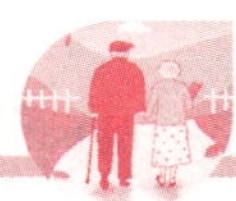

（2）帮助老年人养成健康的生活习惯，保证充足的睡眠，适当运动，避免体力或脑力劳动过度。

（3）为老年人提供低盐、低脂、高蛋白、高维生素的食物；督促老年人戒烟、戒酒，养成定时排便的习惯，保持大便通畅。

（4）定期为老年人测量血压，发现血压异常波动或无诱因的剧烈头痛、头晕、晕厥、肢体麻木、乏力或语言交流困难等症状时，应立即带其就医。

（三）护理措施

1．生活护理

（1）休息护理。护理员应安排老年人绝对卧床休息，并将床头抬高 15°～30°；对烦躁、谵妄者，应安置床挡，必要时给予适当约束。

（2）活动护理。对疾病恢复期的老年人，可安排其适当活动，如打太极拳、散步等，但应根据其情况制订合理的运动计划，避免活动过量。

（3）饮食护理。对并发消化道出血的老年人，应给予禁食，出血停止后给予高蛋白、高维生素、清淡、易消化的温凉流质食物，应嘱其少量多餐；对意识障碍者，应遵医嘱鼻饲喂食，以满足其每天的营养需求，注意在进食时和进食后 30 min 内抬高床头，以防食物反流。

（4）排便护理。保持老年人大便通畅，以避免用力屏气排便致颅内压升高；对便秘的老年人，可给予腹部按摩或遵医嘱给予缓泻剂。此外，应注意定期为老年人清洁外阴，以防发生尿路感染。

2．病症护理

（1）病情观察。护理员应密切观察老年人生命体征、意识、瞳孔等的变化，准确记录出入量，注意观察有无呕吐及呕吐物的量、性状，严密监测有无消化道出血和脑疝的发生。

（2）用药护理。对使用甘露醇者，应注意观察有无药液外渗，药液渗于皮下组织可引起剧痛、水肿或坏死，此时可局部行硫酸镁热敷；应严密观察老年人尿量和电解质的变化，准确记录 24 h 出入量；应密切观察有无脱水速度过快引起的低颅压综合征（头痛、呕吐、意识障碍等），并注意鉴别其与高颅压的区别；对使用降压药物者，应监测血压变化，注意观察降压速度和幅度。

（3）并发症的预防。脑疝是脑出血患者最常见的死亡原因，护理员应密切观察老年人有无喷射性呕吐、剧烈头痛、烦躁不安、双侧瞳孔不等大、意识障碍进行性加重、呼吸不规则等先兆症状，若有异常，应立即通知医务人员。上消化道出血是脑出血的常见并发症，护理员应密切观察老年人有无恶心、上腹部疼痛、呕血、黑便等症状，注意观察鼻饲者胃液颜色是否呈咖啡色，若发现上述表现，应立即通知医务人员。另外，护理员应做好呼吸道管理，积极预防肺部感染；定期为老年人更换体位，保持皮肤及床单位清洁，预防压力性损伤的发生。

3．心理护理

脑出血起病较急，老年人缺乏心理准备，且该病常导致躯体功能和语言功能障碍，老年人易产生焦虑、恐惧、抑郁等不良情绪，护理员应细心观察老年人情绪的改变，及时给予安慰和鼓励，以增强其生活信心，减轻应激反应。

任务实施

照顾张爷爷

【任务背景】

医生为张爷爷采取了溶栓治疗，并结合甘露醇快速静滴治疗，张爷爷的左手无力及说话困难的症状有所缓解。在病情稳定后，医生建议张爷爷继续住院进行康复训练，但张爷爷不喜欢医院的环境，于是医生建议张爷爷的子女为其寻找护理员进行居家护理和康复训练。张爷爷的子女聘请了护理员小王，小王了解张爷爷的病情后，为其制订了适宜的护理方案，还鼓励他继续练习魔术，将魔术作为康复训练的一部分，因为它不仅能锻炼手眼协调能力，还能锻炼语言表达能力。

【任务要求】

（1）以小组为单位，每组 6～8 人。

（2）组内成员根据任务导入和任务实施的情景，结合本任务所学内容，扩写情景剧剧本，剧本内容应包括护理员小王对张爷爷日常生活、病症及心理等方面的护理。

（3）各组派两人上台表演，一人扮演张爷爷、一人扮演护理员小王。演练完成后，任课教师点评。

任务三　掌握帕金森病的预防与护理措施

任务导入

赵阿姨，68 岁，退休前是一名舞蹈教师，擅长多种舞蹈风格，尤其热爱拉丁舞。近年来，她发现自己在跳舞时动作变得迟缓，手脚也不像之前一样灵活，甚至出现了颤抖的情况。经过检查，赵阿姨被确诊为帕金森病。

仔细阅读上述案例并思考：

除上述改变外，赵阿姨的肢体动作还可能会出现哪些改变？如果你是赵阿姨的护理员，你应该如何对其进行安全护理？

一、疾病概述

帕金森病又称震颤麻痹，是中老年人常见的神经系统变性疾病，发病年龄多在 60 岁以上，男性略多于女性，起病隐匿，进展缓慢。

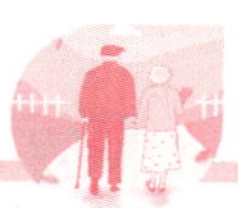

（一）发病原因

目前帕金森病的病因尚不明确，可能导致发病的原因如下。

1. 环境因素

环境中的某些物质，如杀虫剂、除草剂或某化工品等，可能是帕金森病的病因之一。

2. 遗传因素

有研究显示，10%左右的帕金森病患者有家族史，而绝大多数患者为散发性。

3. 神经系统老化

帕金森病主要见于中老年人，40 岁以前发病者少见。这提示神经系统老化与该病有关，但神经系统老化只是该病的促发因素。

4. 多因素交互作用

目前认为，帕金森病并非单因素导致的，而是多因素交互作用导致的。只有在环境因素、神经系统老化等多个因素的共同作用下，才能导致发病。

（二）症状

患者可出现运动症状和非运动症状，运动症状常始于一侧上肢，逐渐累及同侧下肢，再依次波及对侧上肢、下肢，呈 N 形进展。

1. 运动症状

（1）静止性震颤。静止性震颤多从一侧上肢开始，呈现有规律的拇指对掌和手指屈曲的不自主震颤，类似“搓丸”样动作。因静止时明显，随意运动时减轻，入睡后消失，故称为静止性震颤。随着病程进展，静止性震颤可逐步波及下颌、唇、面及四肢。

（2）肌强直。肌强直多从一侧上肢或下肢的近端开始，逐渐蔓延至远端、对侧和全身的肌肉。被动运动关节时可表现为铅管样强直、齿轮样强直，如图 6-5 所示。铅管样强直表现为患者肢体伸肌和屈肌的张力均增高，在屈伸其肢体时可感到相同且均匀的阻力，如同扳动铅管。齿轮样强直表现为患者肢体伸肌和屈肌的张力均增高且伴有震颤，在屈伸其肢体时可感到在均匀的阻力上出现断续的停顿，如同齿轮一样。

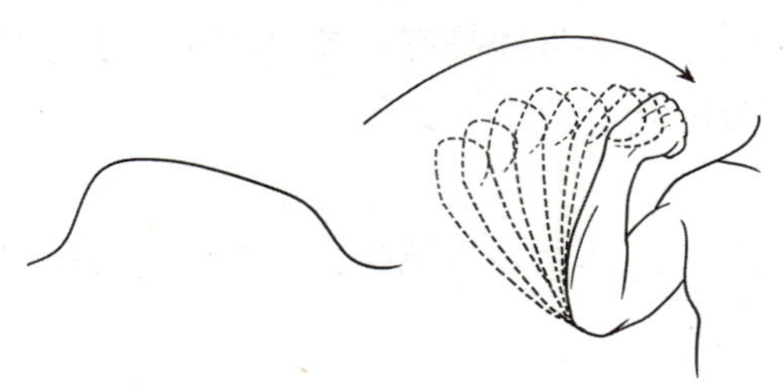

（a）铅管样强直

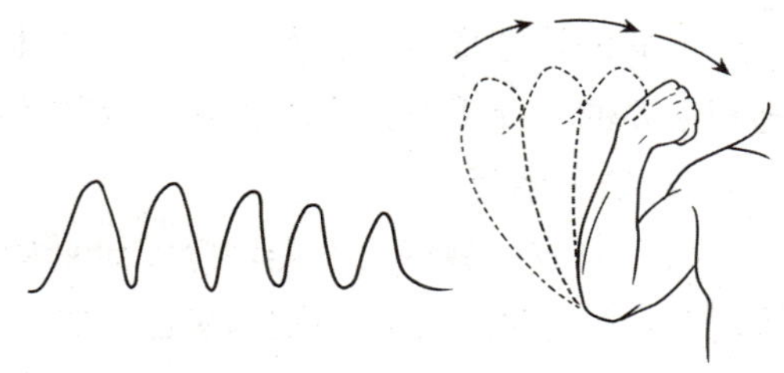

（b）齿轮样强直

图 6-5　肌强直的类型

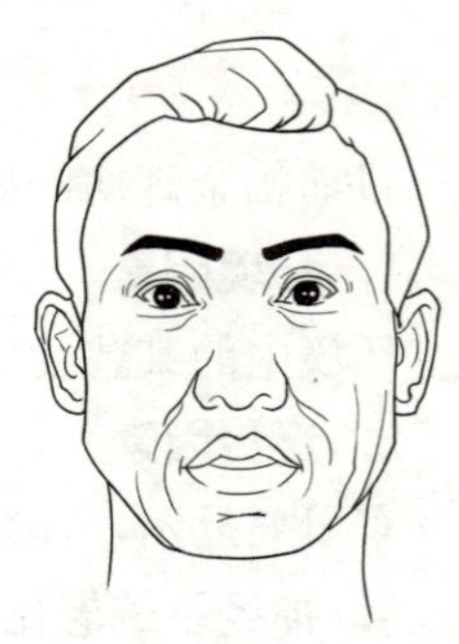
图 6-6　面具脸

（3）动作迟缓。动作迟缓主要表现为随意动作减少，动作笨拙。具体表现包括：① 面部呈现“面具脸”，即双眼凝视，眨眼次数减少，如图 6-6 所示；② 很难完成手指精细动作（如解纽扣、系鞋带等）；③ 口、咽、腭肌运动障碍，表现为语调低、语速慢；④ 书写时，有字越写越小的倾向，称为写字过小征。

（4）姿势、步态异常。由于平衡能力降低及姿势反射消失，患者会出现姿势、步态不稳等症状。在疾病早期，这类症状表现为上肢摆臂幅度减小或消失，下肢走路时拖步。随病情进展到中期，这类症状表现为步伐变小变慢，启动、转弯或跨越障碍时尤为明显。在疾病晚期，这类症状表现为坐位、卧位时起立困难，有时行走时突然全身僵住，不能动弹，称为冻结现象；有时起步困难，起步后步幅小但越走越快，难以止步，称为慌张步态。

2．非运动症状

（1）感觉障碍。患者在疾病早期可出现嗅觉减退或睡眠障碍，中晚期可出现肢体疼痛和麻木感，部分患者可伴有不宁腿综合征。

养老小贴士

不宁腿综合征是指晚上入睡前出现的双下肢极度不适感。具体表现为下肢有虫蠕动、刺痛、酸胀、麻木或难以形容的极度不适感。

（2）自主神经功能障碍。患者常出现便秘、多汗、流涎、脂溢性皮炎等症状，在疾病晚期可出现性功能降低、排尿障碍和直立性低血压。

（3）精神和认知障碍。约 50%的患者伴有抑郁、焦虑，15%～30%的患者在疾病晚期出现幻觉、认知障碍甚至痴呆。

（三）治疗要点

该病的治疗要点包括药物治疗、手术治疗、运动疗法、心理疏导等。其中药物治疗为首选和主要的治疗手段，手术治疗是药物治疗的一种有效补充。

1．药物治疗

（1）复方左旋多巴：是治疗帕金森病最基本、最有效的药物，对肌强直、震颤、动作迟缓均有良好疗效。常用药物为多巴丝肼、卡左双多巴。

（2）金刚烷胺：对肌强直、震颤均有改善作用。

（3）抗胆碱能药：适用于震颤明显的年轻患者。常用药物为苯海索。

（4）多巴胺受体激动剂：可减少和推迟运动并发症的发生。常用药物有普拉克索和吡贝地尔。

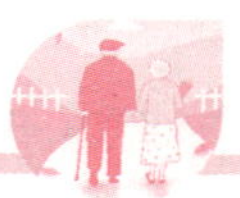

2．手术治疗

长期药物治疗疗效明显减退，同时出现异动症的患者可考虑手术治疗，但手术仅能改善症状，不能根治帕金森病，术后仍需药物治疗。

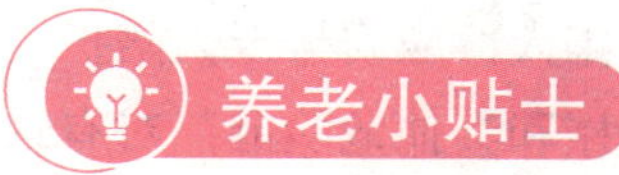

异动症表现为舞蹈症或手足不自主运动、肌强直或肌阵挛，可累及头面部、四肢和躯干，有时表现为单调刻板的不自主动作或肌张力障碍。

二、预防措施

（1）一些环境因素（如农药、重金属等有害物质）可能会增加患帕金森病的风险，因此，在日常生活中应采取必要的防护措施，尽量避免老年人接触这些物质。

（2）做好老年人居住环境中的防滑措施，如安装扶手、保持地面干燥等，以减少跌倒的风险，避免创伤性脑外伤。

（3）注意老年人的均衡饮食，每天为其提供足量的新鲜水果和蔬菜，避免提供高糖、高脂的食物，可以适当提供绿茶或者咖啡。

（4）嘱老年人进行适度的运动，如打太极拳、散步等。这些运动可以促进大脑的血液流动，同时有助于改善认知能力和运动控制能力，对预防帕金森病非常有益。

（5）注意管理其他相关疾病。例如，黑色素瘤与帕金森病的发病风险呈正相关，而糖尿病也被认为是危险因素。因此，及时治疗和控制这些相关疾病，可以降低帕金森病的发病风险。

三、护理措施

（一）生活护理

1．饮食护理

（1）饮食原则。护理员应为老年人提供高能量、高维生素、高膳食纤维、低盐、低脂、适量优质蛋白、易消化的食物，并根据病情变化及时调整和补充各种营养素；不可盲目给予过多的蛋白质，避免高蛋白饮食降低左旋多巴类药物的疗效；对有直立性低血压的老年人，应适当增加盐和水的摄入量。

（2）进食方法。老年人进食或饮水时，护理员应将其床头抬高，使其保持坐位或半坐位；应保持老年人注意力集中，并给予充足的进食时间和安静的进食环境，不催促、打扰老年人进食；对流涎过多的老年人，可为其提供吸管吸食流质食物；对咀嚼能力和消化功能降低的老年人，应给予易消化、易咀嚼的细软、无刺激性的软食或半流质食物，并指导其少食多餐；对有吞咽障碍的老年人，应提供稀粥、面片、蒸蛋等精细制作的小块食物或黏稠不易反流的食物，并指导其少量分次吞咽，避免提供坚硬、滑溜及圆形的食物（如花生等）。

2．安全护理

对上肢震颤未能控制、动作笨拙的老年人，护理员应避免其独自拿热水、热汤，谨防烫伤；应为端碗持筷困难的老年人准备带有大把手的餐具，以及不易打碎的不锈钢餐具，避免使用玻璃和陶瓷餐具；对有幻觉、错觉、意识模糊或智力障碍的老年人，应安排专人陪护；应代老年人保管药物，每次送服到口；禁止老年人自行使用锐利器械和其他危险品；对有认知障碍的老年人，应将其安置在严密监控的区域；对有直立性低血压的老年人，应在其睡眠时抬高头部，为其改变体位时应缓慢进行。

3．皮肤护理

对出汗多、皮脂腺分泌亢进的老年人，护理员应为其提供柔软、宽松的棉布衣服；对有自理能力的老年人，应嘱其勤洗澡，勤换被褥、衣服；对卧床的老年人，应定时为其行床上擦浴，以每天 1～2 次为宜，同时为其使用气垫床，保持床单位整洁、干燥，定时为其翻身，并注意保护骨突处，以防发生压力性损伤。

（二）病症护理

1．运动护理

（1）疾病早期的运动护理。在疾病早期，老年人主要表现为震颤，护理员应指导其维持和增加业余爱好，鼓励其积极参与家庭活动和社交活动，坚持适当运动锻炼，如养花、下棋、散步、打太极拳、做健身操等。

早期帕金森老年人的运动指南

（2）疾病中期的运动护理。在疾病中期，老年人已出现某些功能障碍或已感到起坐困难，护理员应有计划、有目的地引导其锻炼。

- 对起立或坐下困难的老年人，应嘱其每天做完一般运动后，反复多次练习起坐动作。
- 对起步困难的老年人，可以在其脚前放置一个小的障碍物作为视觉提示，帮助其起步。当老年人感觉脚“粘在地上”时，可指导其先向后退一步再向前走。此外，指导老年人行走时，切勿强行牵引其向前行走。
- 对步行幅度和速度控制不稳定的老年人，应嘱其步行时集中注意力，目视前方，不要目视地面；有条件时可用节拍明显的音乐作为听觉提示，帮助其控制步行速度。
- 对平衡能力较差的老年人，应指导其行走时尽量保证两腿间有一定的距离，双臂摆动，以增加身体平衡；转身时要以弧线形式前移，尽可能不要在原地转弯。

（3）疾病晚期的运动护理。在疾病晚期，老年人因运动障碍而卧床不起，护理员应协助其采取舒适的卧位，并为其做被动关节运动、按摩四肢肌肉，护理时动作要轻柔，以免造成疼痛和骨折。

2．用药护理

帕金森病需要长期或终身服药治疗，护理员应了解常用药物的种类、名称、用法用量、服用注意事项等。同时，在老年人服药过程中，要仔细观察其震颤、肌强直、起坐速度、步行姿态、讲话、写字、梳头、解纽扣、系鞋带及进食动作等的改善程度，以确定药物疗效。

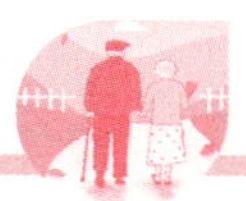

3．促进有效沟通

对言语不清、有沟通障碍的老年人，护理员应耐心倾听，了解其生活需要和情感需要，同时可指导其利用手势、纸笔、画板等与他人交流。在与老年人沟通的过程中，要保持态度和蔼、诚恳，充分给予尊重，不可随意打断老年人说话。

（三）心理护理

老年人在疾病早期因动作迟钝笨拙、表情淡漠、语言断续、流涎，容易出现自卑、暴躁及忧郁等心理，从而回避人际交往，拒绝社交活动，整天沉默寡言，闷闷不乐。随着病情进展，老年人会渐渐丧失劳动能力，生活自理能力也会逐渐下降，更易产生焦虑、恐惧甚至绝望等心理。护理员应细心观察老年人的心理反应，鼓励其表达并注意倾听其心理感受；应告知老年人疗效的好坏与自身精神情绪有关，鼓励其保持良好的心态，接受和适应自己目前的状态并积极改善。

任务实施

照顾赵阿姨

【任务背景】

赵阿姨的家人为其聘请了护理员小李照顾她的生活起居。得知赵阿姨对舞蹈非常热爱后，小李想到舞蹈不仅能够帮助赵阿姨保持身体活力，还能通过音乐的节奏感提高赵阿姨的运动协调性和情绪状态，于是决定将舞蹈融入其护理计划，并邀请了一位专业的舞者，专门为赵阿姨设计了一套结合舞蹈元素的运动操。在小李的悉心照顾下，赵阿姨的症状得到了一定程度的缓解。

【任务要求】

（1）以小组为单位，每组 6～8 人。

（2）组内成员根据任务导入和任务实施的情景，结合本任务所学内容，并查阅拉丁舞的相关资料或咨询相关专业人士，扩写情景剧剧本。剧本内容应包括护理员小李对赵阿姨日常生活、病症（重点为运动护理）及心理等方面的护理。

（3）各组派两人上台表演，一人扮演赵阿姨、一人扮演护理员小李。演练完成后，任课教师点评。

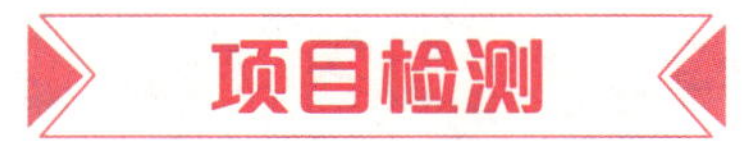

项目检测

一、填空题

1．老年人神经系统疾病常见的症状和体征有__________、__________和__________。

2．以觉醒度改变为主的意识障碍包括__________、__________和__________。

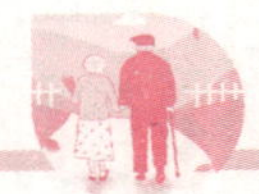

3．脑梗死的常见类型包括__________和__________。

4．脑出血最常用的辅助检查项目为__________，其也是确诊脑出血的首选检查方法。

5．帕金森病的运动症状包括__________、__________、__________和__________。

二、判断题

1．对高颅压性头痛者，应安排其绝对卧床休息，将床头抬高 30°～45°。（　　）

2．非系统性眩晕由前庭系统病变引起。（　　）

3．对脑梗死后 24 h 内血压升高者，应立即给予降压处理。（　　）

4．对脑出血并发消化道出血的老年人，应给予禁食。（　　）

5．护理员应鼓励帕金森病老年人独自拿热水、热汤，以培养其生活独立性。（　　）

三、简答题

1．简述脑梗死的治疗要点。

2．简述帕金森病的运动护理措施。

四、案例分析题

陈爷爷，76 岁，有高血压病史，平时服用降压药物但血压控制效果欠佳。一天晚上，他在看电视时突然感到剧烈头痛，随后出现意识模糊和右侧肢体无力，家人立即拨打急救电话将其送往医院。医生迅速进行了相关检查，影像学结果显示陈爷爷左侧脑部有高密度影。最终陈爷爷被确诊为脑出血。

请回答以下问题：

1．医生可能会为陈爷爷采取哪些治疗措施？

2．假如你是陈爷爷的护理员，请你根据陈爷爷的病情为其制订一份护理方案。

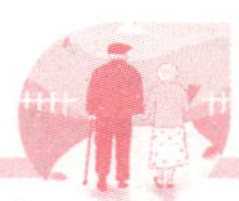

项目学习成果评价

请各位同学根据表6-2的评价标准，结合自己的课上学习情况、任务实施和项目检测的完成情况，评价本项目的学习成果，并请任课教师评价打分。

表6-2　项目学习成果评价表

<table>
<tr><td>班级</td><td></td><td>组号</td><td colspan="2"></td><td>日期</td><td></td></tr>
<tr><td>姓名</td><td></td><td>学号</td><td colspan="2"></td><td>任课教师</td><td></td></tr>
<tr><td>项目名称</td><td colspan="6">老年人神经系统常见疾病预防与护理</td></tr>
<tr><td rowspan="2">评价项目</td><td colspan="3" rowspan="2">评价标准</td><td rowspan="2">分值</td><td colspan="2">评分</td></tr>
<tr><td>自评分</td><td>师评分</td></tr>
<tr><td rowspan="4">知识</td><td colspan="3">掌握老年人神经系统疾病常见的症状和体征及其护理措施</td><td>15</td><td></td><td></td></tr>
<tr><td colspan="3">掌握老年人神经系统常见疾病的预防和护理措施</td><td>20</td><td></td><td></td></tr>
<tr><td colspan="3">熟悉老年人神经系统常见疾病的发病原因和症状</td><td>5</td><td></td><td></td></tr>
<tr><td colspan="3">了解老年人神经系统常见疾病的治疗要点和常用的辅助检查项目</td><td>5</td><td></td><td></td></tr>
<tr><td rowspan="2">技能</td><td colspan="3">能够做好老年人神经系统疾病的预防工作</td><td>15</td><td></td><td></td></tr>
<tr><td colspan="3">能够根据病情为患神经系统疾病的老年人制订合理的护理方案</td><td>20</td><td></td><td></td></tr>
<tr><td rowspan="2">素养</td><td colspan="3">在完成任务实施的过程中，培养较强的沟通能力、动手实践能力和团结协作能力</td><td>10</td><td></td><td></td></tr>
<tr><td colspan="3">感受并理解患病老年人的痛苦，关注老年人的心理健康和精神需求</td><td>10</td><td></td><td></td></tr>
<tr><td colspan="4">合计</td><td>100</td><td></td><td></td></tr>
<tr><td colspan="4">总分（自评分×40%＋师评分×60%）</td><td colspan="3"></td></tr>
<tr><td>自我评价</td><td colspan="6"></td></tr>
<tr><td>教师评价</td><td colspan="6"></td></tr>
</table>

项目七
老年人运动系统常见疾病预防与护理

项目导读

老年人的运动系统可以比作一辆已行驶多年的老车。虽然依然能够使用，但这辆老车的各个部件均已出现不同程度的磨损，不再像新车那样灵活和高效。例如，这辆老车的“车架”——骨，可能不再那么坚硬，导致行驶时车的稳固性减弱；它的“刹车系统”——关节，也可能因为长期使用而变得僵硬，不再那么灵敏。在这种情况下，老年人会发现自己在行走或上下楼梯时常感到吃力，甚至有时会跌倒。

正如可以通过精心的保养来延长车辆的使用寿命一样，也可以通过适当的方式来维持老年人的运动系统功能，从而避免运动系统疾病。护理员的任务，就是要尽可能地“保养”老年人的运动系统，让老年人享受到健康和运动带来的乐趣。

知识目标

- 掌握运动系统疾病常见的症状、体征及其护理措施。
- 熟悉老年人运动系统常见疾病的发病原因和症状。
- 了解老年人运动系统常见疾病的治疗要点和常见的辅助检查项目。
- 掌握老年人运动系统常见疾病的预防和护理措施。

技能目标

- 能够做好老年人运动系统疾病的预防工作。
- 能够根据病情为患运动系统疾病的老年人制订合理的护理方案。

素质目标

- 热爱社会主义老龄事业，培养为老服务、脚踏实地、乐观向上、勇于奋斗、终身学习的职业精神。

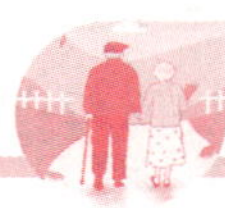

任务一　掌握运动系统疾病常见症状和体征的护理措施

任务导入

刘奶奶，78 岁，自从老伴因病去世后，住在养老院已经 3 年了。刘奶奶平时身体健康，并且经常与养老院的朋友们一起参加户外运动。一天下午，刘奶奶与朋友在散步时不慎滑倒，脚腕扭了一下，随即感到脚腕剧烈疼痛，无法站立行走。刘奶奶的护理员小赵及时发现了这一情况，遂立即将其送往附近的医院就诊。经检查，刘奶奶被诊断为踝关节扭伤。

仔细阅读上述案例并思考：

你认为导致刘奶奶跌倒的因素可能有哪些？除疼痛外，刘奶奶的扭伤部位还可能出现哪些症状，应该如何对其进行护理？

一、疼痛

（一）概述

疼痛是一种复杂的生理、心理活动，是指与组织损伤有关的、带有主观性的不愉快的感觉和情感性体验。运动系统疾病常伴随不同程度和不同性质的疼痛。

1．发生原因

各种伤害性刺激均会激活运动系统的伤害性感受器或使其阈值降低，从而引起疼痛。这些伤害性刺激的常见来源有外伤、感染、慢性劳损及退行性病变、代谢性因素等。

2．发生特点

运动系统的疼痛可出现于任何受累部位，根据病程长短可分为急性疼痛和慢性疼痛。

（1）急性疼痛。急性疼痛持续时间较短，通常不超过 3 个月。其常与外伤有关，也可由慢性疾病急性发作引起，疼痛性质常为锐痛，疼痛程度多为中重度，可导致躯体运动功能严重受限。

（2）慢性疼痛。慢性疼痛持续时间较长，通常在 3 个月以上。早期疼痛程度较轻，多在活动后出现或加重，休息后常可缓解；随着病程进展，疼痛程度加重，休息后不能完全缓解，最终出现静息痛，即不活动也会疼痛。

（二）护理措施

1．生活护理

（1）休息护理。对疼痛急性发作的老年人，护理员应安排其充分卧床休息，以减轻或缓

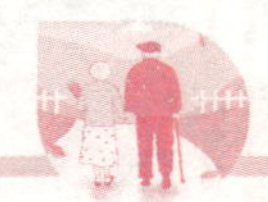

解急性疼痛。同时，适当的休息可延缓运动系统磨损或退行性病变，也可减轻慢性疼痛，降低老年人跌倒的风险。

（2）活动护理。在老年人已得到充分休息且保证安全的前提下，护理员可安排其适当活动，以预防静脉血栓等并发症。为避免或减轻由活动引起的疼痛，护理员需充分评估老年人的疼痛程度及活动耐受情况，并据此制订合理的运动计划，如在床上进行主动和被动训练。下床活动时按需使用辅助工具等。

（3）饮食护理。老年人的饮食无特殊禁忌，但护理员应尽量为其提供营养均衡、清淡的食物，避免提供辛辣刺激的食物，以免引起其情绪改变而加重疼痛。

（4）皮肤护理。对卧床休息的老年人，护理员应注意保持其床单位干净、整洁；应定时协助老年人更换体位，并在其膝部、踝部、足跟等骨隆突出部位下垫软枕，以减轻局部受压；应保证老年人的衣物宽松、柔软，避免因不适感造成疼痛加重；为老年人使用便盆时，动作应轻稳，禁忌强行推、拉，以免擦伤皮肤；应保持老年人会阴和肛门清洁、干燥，避免局部刺激而损害皮肤。

2. 病症护理

（1）病情观察。护理员应注意观察老年人疼痛的部位、性质、程度、持续时间，并严密监测体温、血压、脉搏以及有无其他并发症。

（2）对症护理。当老年人疼痛发作时，护理员应遵医嘱给予间断或持续吸氧、局部按摩或冰敷。

（3）用药护理。护理员可遵医嘱给予老年人适当的镇痛药物，但许多镇痛药物往往会引起消化道不适，因此用药后需严密观察老年人有无恶心、呕吐等消化道反应。老年人可因疼痛导致焦虑、烦躁等心理问题，必要时可遵医嘱给予镇静药物。

（4）避免诱因。运动系统疼痛通常具有明确的诱因，护理员应避免老年人接触这些诱因，如指导老年人避免过度运动、活动不当、情绪激动、不良生活习惯、寒冷刺激等。

二、肿胀

（一）概述

肿胀是指在各种因素的刺激下，血管通透性增加或具有分泌功能的组织分泌增多，导致体液在组织间隙或体腔内积聚，引起周围组织张力增高的过程和状态。

1. 发生原因

肿胀发生的原因主要有创伤、感染、夹板固定、牵引、功能锻炼、炎症、血栓栓塞、血液循环障碍及活动受限等。

2. 发生特点

运动系统的肿胀多见于受累的肢体，可分为轻度肿胀、中度肿胀和重度肿胀。轻度肿胀表现为存在皮纹，局部疼痛和压痛均不明显，不影响肢体活动；中度肿胀表现为皮纹消失，

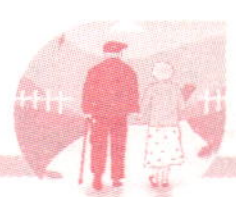

皮肤发亮，疼痛程度加重，影响肢体活动功能；重度肿胀表现为局部压痛明显，可形成水泡，受累的肢体变硬且缺乏弹性，严重影响肢体的活动。

（二）护理措施

1．生活护理

（1）休息护理。当老年人出现重度肿胀时，护理员应安排其绝对卧床休息，以减少组织液渗出，并可抬高患肢以促进消肿。

（2）活动护理。在肿胀早期或发作期，护理员应尽量避免老年人负重活动；进入慢性期或恢复期后，可根据老年人的病情安排其床上活动，或使用辅助工具下床活动，以改善局部循环情况，促进消肿；如老年人活动后出现肿胀加重的情况，需适当减少活动量或更改活动方式。

（3）饮食护理。对肢体肿胀的老年人，护理员应限制钠盐的摄入，如避免提供咸菜、腊肉等食物，多提供富含蛋白质的食物。

2．病症护理

（1）病情观察。护理员应观察老年人肿胀发生的部位、程度，观察皮肤有无破损、肢体远端血液循环有无障碍，如肤色、皮温、脉搏、自主感觉及活动情况等，如有异常应立即通知医务人员。

（2）减轻肿胀。护理员应采取适当方式减轻老年人的肿胀，具体措施如下：① 创伤48 h内可给予局部冷敷，此时冷敷可降低毛细血管通透性，减少渗出，起到止血、减轻肿胀的作用；48 h后可给予热敷，此时热敷可促进组织吸收，从而减轻肿胀。② 制动并抬高患肢，保持患肢与心脏所在水平面成20°～30°角。③ 在肿胀恢复期，可由远心端向近心端按摩患肢，以促进肿胀消退。

养老探索营

请同学们两人一组，根据上述内容，查阅相关视频，模拟为患肢肿胀的老年人按摩的过程，可变换角色反复练习。

（3）用药护理。当老年人肿胀严重时，医生可能会给予利尿剂脱水治疗，以达到消肿的目的，常用药物有甘露醇、七叶皂苷钠等。在老年人用药期间，护理员应严密监测药物的疗效和不良反应，例如，在甘露醇用药期间，需严密监测电解质变化情况。

三、畸形

（一）概述

畸形是指器官或组织的形态、大小、部位、结构存在异常或缺陷，从而影响机体功能的一种病理状态，可发生于任何系统。运动系统是全身各系统中发生畸形概率较高的系统之一。

1．发生原因

引起运动系统畸形的原因分为先天性因素和后天性因素。先天性因素主要为遗传缺陷（染色体畸变或基因突变），后天性因素主要包括创伤、慢性损伤及退行性病变。

2．发生特点

运动系统畸形可累及运动系统任何部位，表现不一。常见的先天性畸形有先天性并指、脊柱侧弯（见图 7-1）、平足症等。常见的后天性畸形有骨折后出现成角、短缩等；神经损伤后出现特有畸形，如桡神经损伤后出现垂腕（见图 7-2）、尺神经损伤后出现爪形手（见图 7-3）、正中神经和尺神经合并损伤后出现猿掌（见图 7-4）等。

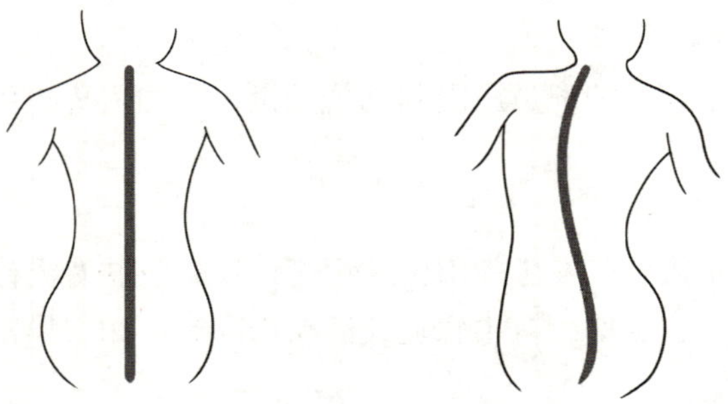

（a）正常脊柱　　（b）S 形侧弯　　（c）C 形侧弯

图 7-1　脊柱侧弯

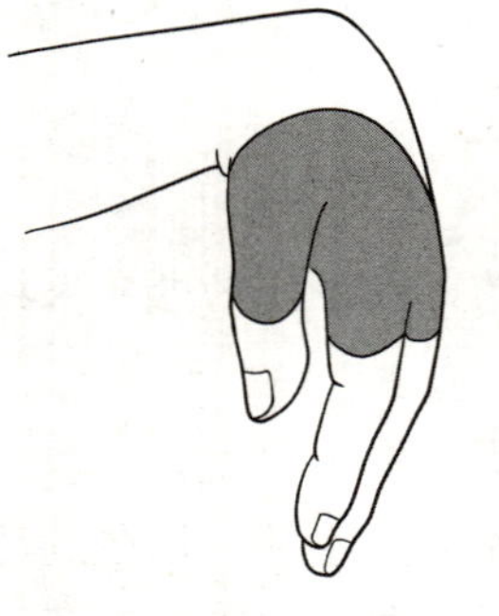

图 7-2　垂腕

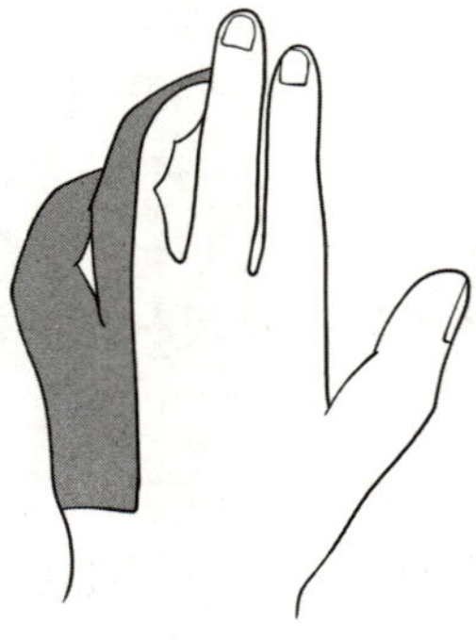

图 7-3　爪形手

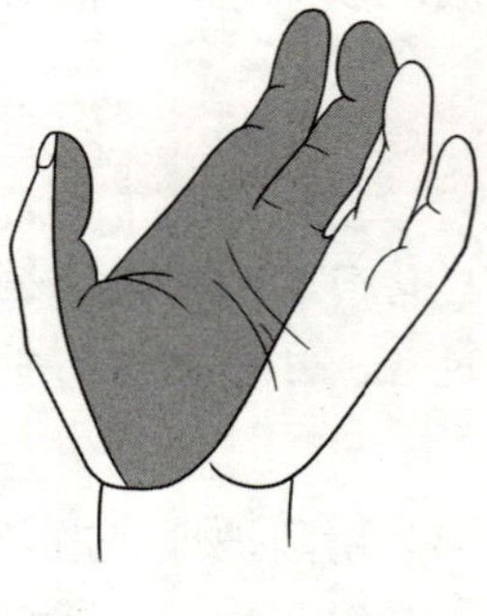

图 7-4　猿掌

（二）护理措施

1．生活护理

（1）休息护理。运动系统畸形的老年人多接受矫形术，护理员在术前及术后均应安排其充分休息，尤其是在术后，以促进创面愈合。同时，护理员可将老年人的手术部位抬高至略高于心脏的高度，以促进肿胀消退。

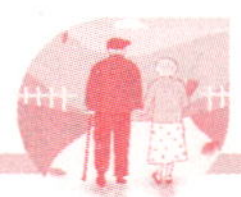

（2）活动护理。对急性创伤所致畸形的老年人，应安排其减少活动甚至制动，以减轻疼痛、肿胀；对先天性畸形或慢性损伤所致畸形的老年人，可安排其适当活动；对接受矫形手术的老年人，术后可根据病情及耐受程度制订合理的运动计划，但若活动后出现疼痛、肿胀加重，应减少活动量。

（3）饮食护理。老年人的饮食无特殊要求，但有创伤或接受手术治疗者，护理员应给予高蛋白、高能量、高维生素饮食，以促进伤口恢复。

2．病症护理

（1）病情观察。护理员应注意观察老年人发生畸形的部位、程度；对创伤所致畸形或接受矫形手术者，还应严密监测生命体征、末梢血液循环状况等，并做好疼痛及血栓监测。

如何协助老年人穿脱弹力裸足矫形器

（2）对症护理。护理员应协助老年人正确佩戴矫形支具；对创伤所致畸形的老年人，应对其患部予以制动；对伴有疼痛及肿胀者，应予以冰敷处理；对矫形手术后出现发热、疼痛者，应给予相应的护理措施。

（3）用药护理。运动系统畸形本身无须特殊药物治疗，对老年人用药的目的在于缓解伴随症状及预防并发症的发生，如可遵医嘱为老年人应用镇痛药物缓解疼痛、应用脱水药物缓解水肿、应用神经营养剂营养神经、应用营养骨质药物促进骨折愈合、应用抗生素预防感染、应用活血及抗凝药物预防血栓等。

任务实施

照顾刘奶奶

【任务背景】

经过专业治疗，刘奶奶的疼痛已经有所缓解，住院观察了一天后便出院了。回到养老院后，小赵发现刘奶奶的踝关节依然有些肿胀，刘奶奶也因为活动不便而闷闷不乐。为了让刘奶奶能够尽快恢复正常生活，小赵计划针对刘奶奶的情况采取一些护理措施。

【任务要求】

（1）以小组为单位，每组 6～8 人。

（2）组内成员根据任务导入和任务实施的情景，结合本任务所学内容，扩写情景剧剧本，剧本内容应包括护理员小赵对刘奶奶日常生活、病症及心理等方面的护理。

（3）各组派两人上台表演，一人扮演刘奶奶、一人扮演护理员小赵。演练完成后，任课教师点评。

任务二　掌握骨质疏松症的预防与护理措施

任务导入

陈爷爷，75岁。在退休前单位安排的一次体检中，陈爷爷曾跟医生表示自己整天腰酸背痛。当时医生怀疑陈爷爷可能患有骨质疏松症，建议他去做个骨密度测定，但他想着自己的症状并不是很严重，就没在意。然而，近两年来的3次骨折令他吃尽了苦头：第一次是轻轻一按手腕便骨折了，接下来一次是往餐桌前一坐髋部就骨折了，后来又发生了一次莫名其妙的脊椎骨折。这一连串骨折的发生令他感觉自己成了“陶瓷人”。

仔细阅读上述案例并思考：

陈爷爷为何会屡屡发生骨折，应如何预防老年人发生和陈爷爷类似的情况？

一、疾病概述

骨质疏松症是一种以骨量降低和骨组织微结构损坏导致骨脆性增加、骨折危险性增加为特征的全身性骨病，其特点是单位体积内骨组织量减少、骨荷载功能降低，常导致患者发生腰背、四肢疼痛，脊柱畸形甚至骨折。

（一）发病原因

1．年龄因素

随着年龄的增长，老年人的性腺功能逐渐降低，性激素缺乏，从而破坏骨的形成与吸收平衡，导致骨吸收超过骨形成而使骨量降低。

2．营养因素

蛋白质摄入不足，钙、磷、维生素D等微量元素摄入不足导致营养不均衡是骨质疏松症的危险因素。老年人由于消化功能降低、牙齿脱落、饮食结构不合理等，常导致上述物质摄入不足，从而引发骨质疏松症。

3．运动因素

运动可使机体新陈代谢加强，改善骨的血液供应，使骨密质增多。随着年龄的增长，老年人的活动受限、运动减少，这也是骨质疏松症的一个危险因素。

4．药物因素

长期服用某些药物可引起维生素D缺乏，造成肠道钙吸收障碍，从而影响机体骨代谢，继而易引发骨质疏松症。

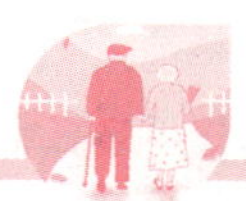

（二）症状

1. 骨痛和乏力

轻者可无症状，较重者出现腰背疼痛、乏力或全身骨痛。骨痛常无固定部位，也无明显压痛部位；乏力常见于劳累或活动后，表现为负重能力下降或不能负重。

2. 骨折

患者常因轻微活动、创伤、弯腰、负重、挤压或摔倒发生骨折，多发部位为脊柱胸腰段、髋部和前臂。脊柱压缩性骨折可单发或多发，可有或无诱因，主要表现为突发性疼痛，活动受限。髋部骨折多在摔倒或挤压后发生，且发生再次骨折的概率明显增加。

3. 并发症

骨质疏松症引起的驼背和胸廓畸形严重者常伴胸闷、气短、呼吸困难，甚至发绀、肺活量下降，极易并发上呼吸道和肺部感染。

（三）常见的辅助检查

骨质疏松症常见的辅助检查项目为骨密度测定检查。骨密度测定检查是诊断骨质疏松症并判断其严重程度的重要手段。

（四）治疗要点

1. 饮食治疗

补充足够的蛋白质、多进食富含异黄酮类的食物不仅有助于骨质疏松症和脆性骨折的治疗，对保持骨量也有一定作用。

2. 补充钙和维生素 D

每天补充钙 800～1 200 mg，除可以增加饮食中钙的含量，还可补充碳酸钙、葡萄糖酸钙、枸橼酸钙等制剂。同时，每天补充维生素 D 400～600 IU。

养老探索营

请同学们以小组为单位，查阅相关资料，探讨含钙和维生素 D 较多的食物有哪些。

3. 加强运动

患者应进行主动和被动运动，以促进早日康复。

4. 对症治疗

对骨畸形者，可采用局部固定或其他矫形治疗防止畸形加剧；对骨折者，应采用保守或手术治疗，同时辅以物理治疗，以尽早恢复运动功能。

二、预防措施

（1）为老年人提供富含优质蛋白、维生素 C、维生素 D 和钙的食物，如鱼、肉、蛋、奶及大豆等，并做到主食粗细搭配和副食荤素搭配。

（2）减少老年人酒和浓咖啡、浓茶的摄入量，以降低骨质疏松症的发病风险。

（3）指导老年人适量参加户外活动，锻炼身体，以促进血液循环，增强肌肉收缩，促进骨质增加，促进新骨形成。

（4）遵医嘱为老年女性及时补充雌激素。该方法可有效预防由雌激素缺乏导致的骨量快速丢失，对预防绝经后骨质疏松症有十分重要的意义。

（5）定期带老年人检查骨密度，以尽早采取预防和治疗措施。

三、护理措施

（一）生活护理

1．环境护理

护理员应保持老年人居室内温度、湿度适宜，地面平整、干燥；卫生间配备防滑、防跌倒设备；床边必须安装护栏，预防坠床。

2．饮食护理

护理员应为老年人提供含有足量优质蛋白质、丰富矿物质和充足维生素的食物。多提供鱼、坚果、全谷物、新鲜的水果和蔬菜，可降低骨折风险；烹饪时控制食盐的用量；避免老年人过量饮用咖啡、浓茶及碳酸饮料，以免加重骨质疏松。

3．休息护理

老年人休息时，护理员应注意为其做好保暖措施，避免受寒冷刺激；当老年人出现疼痛症状时，应嘱其及时休息，减少负重活动。

4．活动护理

护理员应嘱老年人坚持做有氧运动，如跳广场舞、散步、打太极拳等；多参加户外活动，多晒太阳，促进钙的吸收。

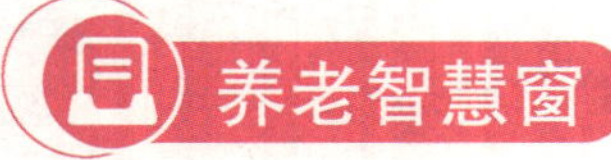

老年骨质疏松症患者如何预防跌倒

骨质疏松症最严重的后果是脆性骨折。值得注意的是，老年人脆性骨折术后再骨折的问题严峻，而跌倒是主要的致伤原因，因此，预防跌倒是防止老年骨质疏松症患者骨折的重中之重。为预防跌倒，老年人可采取以下措施：

（1）加强力量训练。力量训练可以改善肌肉的强度，进而提高身体的稳定性。老年

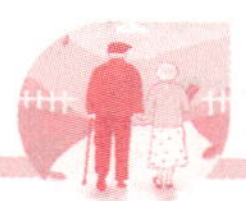

人应特别注意加强对下肢肌肉力量的训练，以提高行走时的稳定性，可以通过提踵、直腿后抬等方法进行训练。需要注意的是，老年人应科学选择适合自身的、能够长期坚持的运动形式和强度，以免突然停止运动时，使本就处于衰老阶段的身体功能加速降低，进一步增加跌倒风险。

（2）选择合适的衣裤和鞋子。老年人应穿合身的衣裤。衣裤过于紧身，不利于机体的血液循环；衣裤过于宽松，不利于活动且容易绊倒。老年人的鞋子应更多地考虑安全性。例如，鞋底要纹路清晰、防滑；鞋跟不宜太高；鞋面的材质应柔软；鞋的足弓部位应略厚，以起到一定的支撑和缓冲作用。

（3）科学使用适老化辅助器具。老年人应在专业人员的指导下，选择和使用适合自己的适老化辅助器具，如手杖、轮椅、适老化坐便器、适老化洗浴椅、适老化功能护理床、视力补偿设施和助听器等。其中，手杖可发挥辅助支撑行走的作用，是简便、有效的防跌倒工具。

（4）改造家居环境。对老年人长期生活居住的环境，应进行适老化改造，减少环境中的跌倒危险因素。例如，地面选用防滑材质，保持地面干燥；室内亮度合适，避免大面积使用反光材料，减少眩光，灯具开关位置应方便使用；门口摆放座椅，方便老年人换鞋和穿衣；床、坐具不要过软，高度合适；淋浴间、坐便器、楼梯、床、椅等位置安装扶手。

（5）关注药物导致的跌倒风险。患者在就诊开处方前，应向医师咨询所开药物是否会增加跌倒风险；在服药过程中，应遵医嘱用药，不应随意增减药物，以避免药物的不良反应；在服用作用于中枢神经系统、心血管系统等的药物后，动作宜缓慢。

资料来源：中国老年学和老年医学学会，《中国老年骨质疏松症诊疗指南（2023）》，《中华骨与关节外科杂志》2023 年第 10 期，有改动

（二）病症护理

1．病情观察

护理员应注意观察老年人的症状，如骨痛、乏力等，判断这些症状是否影响老年人的活动和生活质量，如有影响应及时给予帮助。

2．对症护理

如老年人出现疼痛症状，护理员应密切观察其疼痛的部位、性质、程度及持续的时间。对疼痛明显或有骨折的老年人，应安排其卧硬板床休息，并遵医嘱给予局部热敷处理。

3．骨折的预防

护理员可指导老年人使用辅助工具，如护腰等，以限制脊柱的活动度，给予有效的支撑，避免发生胸腰椎骨折，如图 7-5 所示。

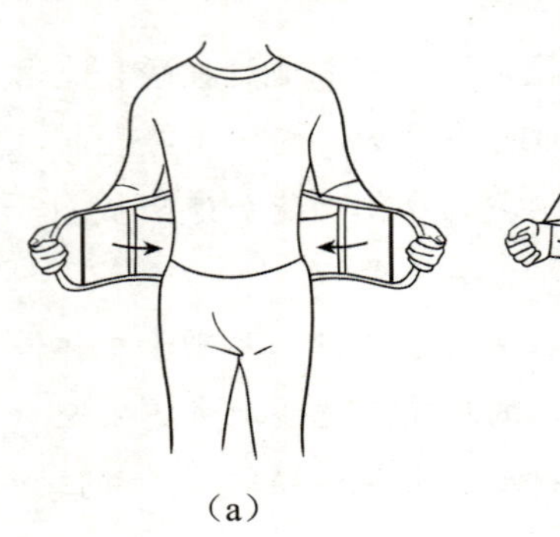
(a)

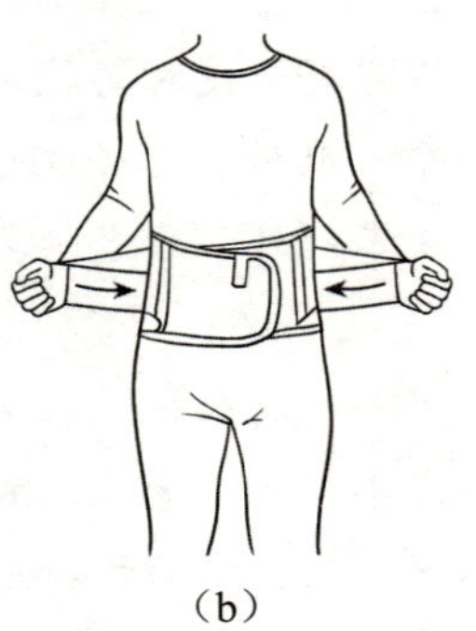
(b)

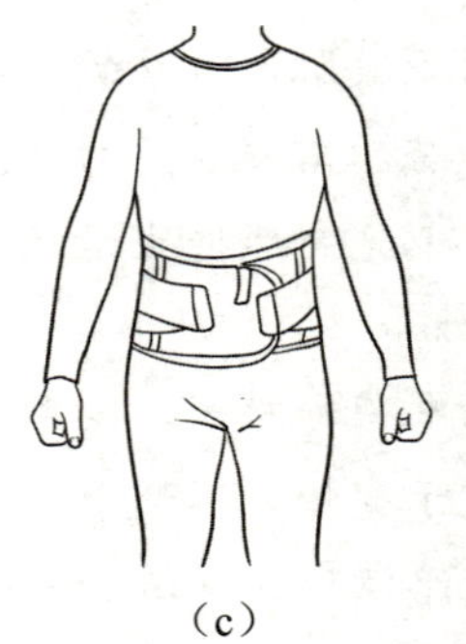
(c)

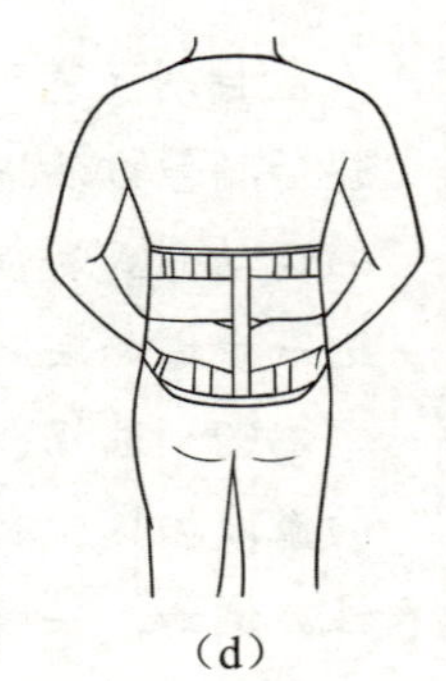
(d)

图 7-5　护腰的使用方法

4. 用药护理

护理员应严格掌握老年人的用药方法及注意事项。例如，当老年人需遵医嘱服用钙剂时，护理员应安排其晨起空腹服药，多饮水，同时注意观察服药后有无胃肠道反应；当老年人需遵医嘱服用维生素 D 时，注意勿同时食用绿叶蔬菜。

（三）心理护理

患有骨质疏松症的老年人易出现适应不良、焦虑等问题，因此护理员需要协助其尽快适应疾病，耐心地向其解释疾病的发生原因，帮助其正确认识和对待疾病，减少影响康复的不良心理因素。同时，应针对不同老年人的具体病情和性格特点，给予个性化的康复指导。

任务实施

护理陈爷爷

【任务背景】

住院治疗一段时间过后，陈爷爷骨质疏松症的症状有所缓解，测定其骨密度值也较之前增高。出院前，医生为陈爷爷开具了钙剂和维生素 D，并告知其一定要根据用法用量服用。但陈爷爷的家人平时不在身边照顾，陈爷爷自己又很难记住医生的嘱咐，于是出院后，家人为他寻找了专业的护理员小李照顾他的日常生活。

【任务要求】

（1）以小组为单位，每组 6～8 人。

（2）组内成员根据任务导入和任务实施的情景，结合本任务所学内容，扩写情景剧剧本，剧本内容应包括护理员小李对陈爷爷日常生活、病症及心理等方面的护理。

（3）各组派两人上台表演，一人扮演陈爷爷、一人扮演护理员小李。演练完成后，任课教师点评。

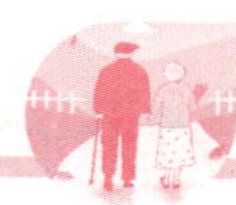

任务三　掌握类风湿性关节炎的预防与护理措施

任务导入

张奶奶，74 岁，15 年前无任何诱因出现双手指关节疼痛、晨起僵硬的情况。最初，张奶奶以为自己的情况是常年伏案写字所致，所以并不在意。可近两年，张奶奶的两个腕关节也开始疼痛，时轻时重，甚至出现了手指关节变形、活动受限的症状。上周入院检查，医生诊断其为类风湿性关节炎。

仔细阅读上述案例并思考：

类风湿性关节炎最常发生于哪些关节部位？如果你是张奶奶的护理员，你应该如何为她制订护理方案？

一、疾病概述

类风湿性关节炎是一种以多发性、对称性、弥漫性、增生性滑膜炎为特征的慢性全身性自身免疫性疾病，可侵犯全身各处关节，引起关节软骨和关节囊破坏，最终导致关节强直畸形。

（一）发病原因

类风湿性关节炎的病因目前尚无定论，可能与感染、遗传、激素等因素有关。多数学者认为类风湿性关节炎是一种自身免疫性疾病。

（二）症状

类风湿性关节炎多表现为对称性多关节炎，主要侵犯小关节，以腕关节、近端指间关节、掌指关节最常见，其次为膝、踝、肘、肩、髋及颞颌关节。

1．关节症状

（1）晨僵。95%以上的患者可出现晨僵，即关节部位僵硬、有胶着感，晨起时明显，活动后可减轻，持续时间多数大于 1 h。

（2）关节痛。关节痛往往是类风湿性关节炎最早的关节症状，呈对称性、持续性，时轻时重，并伴有压痛、受累关节皮肤深褐色色素沉着等。

（3）关节肿胀。关节肿胀多由关节腔内积液或关节周围软组织炎症引起。

（4）关节畸形。关节畸形多见于晚期患者。常见的关节畸形有近端指间关节梭形肿大、过伸，远端指关节屈曲，形成“鹅颈样”畸形，如图 7-6 所示。

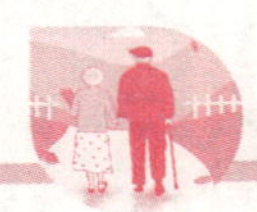

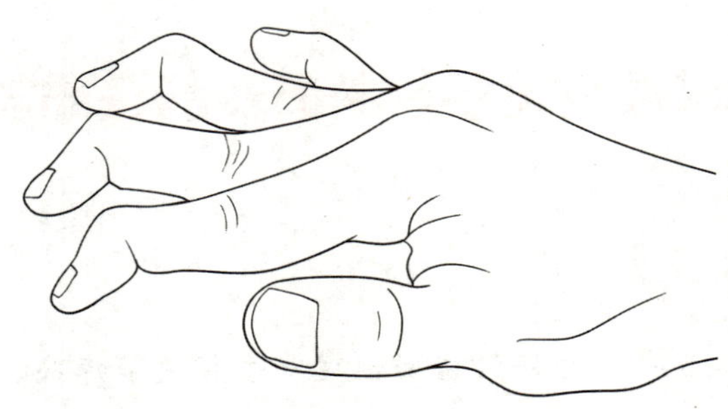

图 7-6 “鹅颈样”畸形

2．关节外症状

关节外症状在病情严重或关节症状突出时易见，主要有类风湿结节，类风湿血管炎，肺受累所致的肺间质病变、胸膜炎，神经受压所致的支配区域麻木、肿胀、疼痛等。

（三）常见的辅助检查

类风湿性关节炎常见的辅助检查项目主要有血液检查、关节滑液检查和关节 X 线检查等。

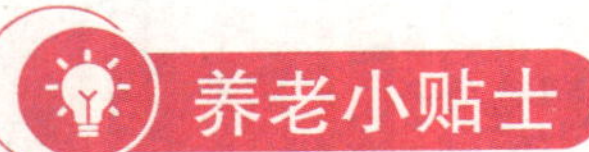

关节滑液检查是对关节内的滑液进行检查，用于了解关节滑膜（关节囊内层）的状况，对鉴别诊断各种关节炎有一定的帮助。

（四）治疗要点

类风湿性关节炎的治疗要点包括缓解疼痛、抑制炎症反应、消除关节肿胀、保护关节功能、防止或纠正关节畸形以及改善肢体功能。

1．一般治疗

急性活动期且全身症状明显者应注意卧床休息，待症状消失 2 周后，可逐渐增加活动，同时注意在饮食中补充蛋白质和维生素。

2．药物治疗

药物治疗主要使用抗风湿药物，包括非甾体抗炎药、激素类药物和免疫抑制剂。

3．物理治疗

物理治疗可镇痛、消除肌痉挛、改善局部血液循环，一般用于慢性期患者，急性期有发热者不宜用。常用方法有温水浴（水温为 38～40℃）、中药熏蒸疗法和超声波疗法等。

4．运动治疗

运动治疗主要包括受累关节的主动运动和被动运动，可以改善关节活动障碍，预防肌肉萎缩，增加肌力，矫正畸形，保持患者功能状态及日常生活活动能力。

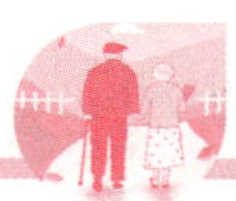

5．手术治疗

手术治疗主要包括关节镜下滑膜切除术和人工关节置换术。前者可缓解病情，后者适用于疾病晚期关节畸形并失去功能的患者。

二、预防措施

（1）指导老年人保持乐观情绪，避免过度紧张和劳累。

（2）指导老年人选择一些对关节负荷较小的运动方式，如散步、打太极拳等。这些运动可以增加老年人肌肉和韧带的强度和灵活性，适度地刺激关节软骨分泌润滑液，但又不至于对关节软骨造成很大的压力。嘱老年人避免跑步、爬山、上下楼梯等运动，以免加速关节软骨的损伤。

（3）避免老年人接触感染、寒冷、潮湿、过劳等各种诱因，注意关节的保暖，消除疾病的诱发因素。

三、护理措施

（一）生活护理

1．环境护理

护理员应保持老年人居室内温度、湿度适宜，干燥通风，避免潮湿、阴冷的环境；室内应设置防滑地板。

2．休息护理

在疾病急性活动期，护理员应安排老年人卧床休息，采取舒适体位，保持关节功能位，并限制关节活动，有条件时可用石膏托、小夹板固定关节。

3．活动护理

在缓解期，护理员可对老年人采取运动与理疗结合的措施，以免发生关节畸形。护理员应指导老年人在关节不负重的基础上，尽早开展被动运动，并逐渐从被动运动过渡到主动运动，以防肌肉萎缩、关节强直。如老年人活动后出现疼痛或不适，应减少活动量。

养老探索营

请同学们以小组为单位，查阅相关资料，探讨老年人被动运动的方式有哪些，并选取其中一种方式，组内成员模拟练习。

（二）病症护理

1．病情观察

护理员应注意观察老年人关节肿胀、疼痛及活动受限的程度，晨僵的持续时间，以判断老年人的活动情况及生活自理能力。

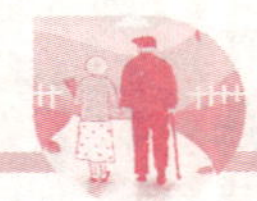

2．疼痛护理

对急性期疼痛的老年人，护理员应安排其适当卧床休息，减少关节的活动。待疼痛缓解后，护理员可协助老年人下床轻微活动，可指导其借助手杖、助行器站立或行走，并逐渐增加活动量；嘱老年人在上下楼梯时紧抓扶手，从坐位站起时用手支撑扶手，以减轻关节软骨承受的压力，避免疼痛加重；天气寒凉时，嘱老年人添加衣物，避免受凉，尤其是注意关节部位的保暖；平时可为老年人使用按摩、艾灸等方法促进局部血液循环，以缓解局部疼痛。

3．用药护理

护理员遵医嘱给予老年人抗风湿药物时，应注意观察药物的疗效和不良反应。例如，非甾体抗炎药对胃肠道刺激较大，应在饭后给药，同时遵医嘱给予胃黏膜保护剂、抑酸剂，以减轻胃黏膜损伤。此外，用药期间切勿自行为老年人增减剂量或停药。

（三）心理护理

护理员应鼓励老年人做一些力所能及的事情，从而消除其紧张、消极和依赖心理；应帮助老年人树立对类风湿性关节炎的正确认知和态度，为其讲述疾病的治疗前景和治疗效果，多向其介绍恢复良好的例子，让其对治疗有必胜的信念，以使其积极配合，达到康复；应多与老年人交流谈心，让其充分认识到随着医学的进步，只要持之以恒地接受治疗，大多数患者可以长期缓解和治愈。

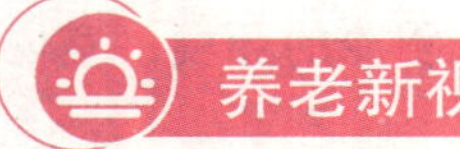

吉林省推动老龄事业高质量发展

据2024年吉林省老龄工作委员会全体会议总结，2023年吉林省老龄事业发展取得显著成效，已建成综合嵌入式社区居家养老服务中心156个、社区老年食堂549个；统筹调整企业和机关事业单位退休人员基本养老金，惠及退休人员400余万人，城乡居民养老保险基础养老金最低标准提升5.9%，致力于实现“质”和“量”协调发展。

吉林省在全国较早制定《为老年人办实事清单》，围绕居家、交通、助残、体育设施、法律援助等开展适老化改造和为老服务；不断健全老龄健康支撑体系，加快发展智慧康养产业，创造了“吉养天年”养老新画卷，实现“点”和“面”协同推进。

此外，吉林省致力于努力提升老年健康服务质量。加快构建“预防、治疗、照护”三位一体的老年健康服务模式。广泛开展老年人健康知识普及，加强老年人慢性病以及神经退行性疾病早期筛查、干预及分类指导。鼓励医疗卫生机构依法依规在养老机构设立医疗服务站点，推动医疗卫生机构将上门医疗服务向养老机构拓展。积极推动医养康养融合发展，持续实施精准康复行动，完善从专业机构到社区、居家的长期照护服务模式。

资料来源：祖维晨，《进一步完善“养老服务、社会保障、健康支撑”三大体系，我省推动老龄事业高质量发展》，《吉林日报》2024年5月22日，有改动

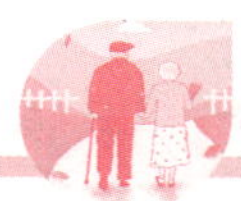

任务实施

为张奶奶制订护理方案

【任务背景】

医生为张奶奶开具了抗风湿药物，并告知其家人应叮嘱张奶奶按时服药，积极进行活动锻炼。但张奶奶的家人由于常年在外地工作，无法贴身照顾，于是聘请了护理员小周，希望其上门为张奶奶提供护理。

【任务要求】

（1）请根据本任务所学知识，结合任务导入和任务实施的背景，以 6～8 人为一组，帮助小周为张奶奶制订一份个性化的护理方案，并形成书面内容。

（2）各组派 1 人上台分享本组制订的护理方案，由任课教师进行评分。

任务四　掌握颈椎病的预防与护理措施

任务导入

王爷爷，76 岁，是一位退休工人。最近，王爷爷的家人发现他在看电视或阅读时经常变换姿势，仿佛在试图缓解不适，于是向其询问情况。王爷爷表示，他最近几个月经常感到颈部僵硬和疼痛，有时还会伴有手臂麻木和刺痛感。随即王爷爷的家人带他去医院就诊。经过详细检查后，王爷爷被诊断为神经根型颈椎病。

仔细阅读上述案例并思考：

颈椎病分为哪些类型，各有什么特点？如何预防老年人发生颈椎病？如果你是王爷爷的护理员，你认为应该为其采取哪些护理措施？

一、疾病概述

颈椎病是指颈椎间盘退行性病变、颈椎骨质增生所引起的一系列临床症状和体征的综合征。

（一）发病原因

颈椎间盘退行性病变是颈椎病最基本的病因。颈椎间盘退行性病变导致颈椎间隙狭窄，关节囊、韧带松弛，脊柱活动时稳定性下降，进而使椎体、关节、韧带发生变性、增生、钙化，如此形成颈段脊柱不稳定的恶性循环，最后脊髓、神经根、椎动脉受到刺激或压迫，表现出脊髓、神经、血管损害的相应症状和体征。此外，颈椎病的发病原因还有创伤、劳损、

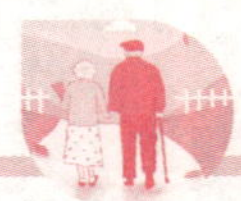

颈椎骨质增生、颈椎发育性椎管狭窄、炎症及先天性畸形等。

（二）症状

颈椎病分为神经根型颈椎病、脊髓型颈椎病、交感神经型颈椎病和椎动脉型颈椎病四种类型。

1．神经根型颈椎病

神经根型颈椎病占颈椎病的50%～60%，由颈椎间盘向侧后方突出，关节突关节增生、肥大，刺激或压迫神经根导致。开始多表现为肩颈痛，短期内迅速加重，并向上肢放射。受累神经根支配的区域可出现疼痛、麻木、感觉过敏等表现。

2．脊髓型颈椎病

脊髓型颈椎病占颈椎病的10%～15%，病变呈慢性进行性发展。此类颈椎病的患者多数步态不稳，呈蹒跚步态，易跌倒；双上肢动作笨拙，不能做精细动作；胸腹部常有束带感。

3．交感神经型颈椎病

交感神经型颈椎病患者多因颈椎长时间处于强迫姿势而发病。患者主要表现为颈痛、颈肌紧张和交感神经症状（如头痛、恶心、呕吐、耳鸣、记忆力减退、心悸等），晨起颈部僵硬、疼痛，表现为“落枕”症状。

4．椎动脉型颈椎病

椎动脉型颈椎病患者具有椎动脉供血不足表现，具体表现为头晕、恶心、耳鸣、偏头痛、旋转头颈时眩晕等，可有猝倒史，多伴有交感神经型颈椎病症状。

（三）常见的辅助检查

颈椎病常见的辅助检查项目主要有X线检查（可了解颈椎的生理曲度，椎间隙改变、骨质增生、关节错位等情况）和CT检查（可了解脊髓是否受压及受压情况）。

（四）治疗要点

1．手术治疗

手术治疗的主要作用是解除已构成压迫的病变组织，适用于非手术治疗半年无效或病情影响正常生活和工作者。

2．非手术治疗

（1）颈椎牵引治疗。颈椎牵引治疗可减轻或消除由于颈椎不稳而对脊髓、颈神经、椎动脉及交感神经造成的刺激，有利于病变组织充血、水肿的吸收和消退。坐位颈椎牵引如图7-7所示。

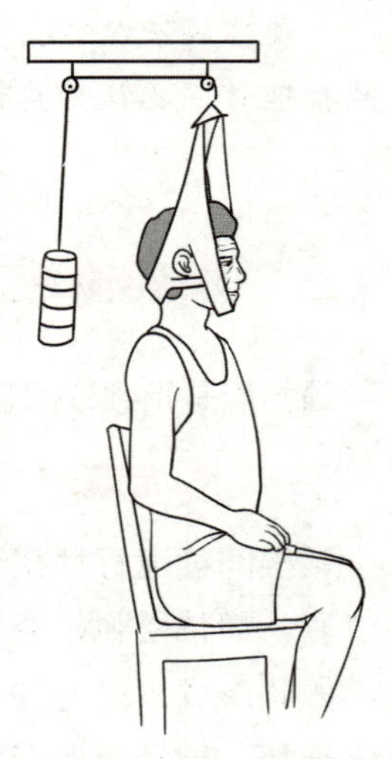

图7-7　坐位颈椎牵引

（2）物理治疗。物理治疗能改善局部的血液循环，有利于病变组织充血、水肿的吸收和消退。

（3）推拿按摩。推拿按摩能缓解肌肉痉挛，有助于关节运动，减轻肌肉萎缩，有一定的治疗效果。

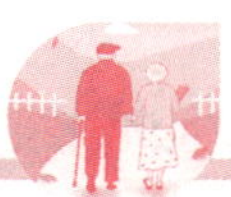

（4）药物治疗。用于治疗颈椎病的药物有很多，如解痉镇痛药、神经营养药、血管扩张药及激素类药物等。药物治疗虽有缓解疼痛、改善症状的作用，但也存在一定的不良反应。

二、预防措施

（1）保持老年人不同体位下正确的颈部姿势，包括站立位、坐位和卧位。

- 站立位：指导老年人站立时头部保持水平位置，下颌向内收，以使颈段脊柱稳定、肌肉松弛。
- 坐位：为老年人选择高度适中、稳固及能支撑背部的椅子；避免老年人长时间静坐、低头阅读，应嘱其经常变换姿势，以免颈部出现慢性劳损。
- 卧位：应为老年人提供高度与其侧卧时肩部高度相同的枕头，避免枕头过高引起颈部不适。

（2）避免和减少老年人颈部的急性损伤，如急刹车、猛抬头或提重物等。

（3）在日常生活中，应指导老年人坚持适当的颈部运动。例如，当老年人久坐时，每隔 1 h，护理员可指导其将头向上、下、左、右各个方向活动，同时指导其把肩部抬起向前及向后转动数分钟，以减轻颈部压力。

（4）老年人在夜间或清晨洗澡时，应做好保暖工作，避免颈部受风寒侵袭；避免睡眠时颈部吹风；冬季外出时，需为其做好颈部保暖，如为其穿戴高领的衣服和围巾等。

（5）如老年人出现落枕、颈部扭伤或不适感，应立即带其就医，及时处理，以免耽误病情。

三、护理措施

（一）生活护理

1．环境护理

护理员应保持老年人居室内温度、湿度适宜，适当通风。夏天应避免风扇、空调直吹老年人颈部，以防寒冷刺激颈部，引起颈部不适。

2．休息护理

在老年人颈椎病急性发作期，护理员应嘱其适当休息，如病情严重则要安排其绝对卧硬板床休息；指导老年人睡眠时以仰卧为主，头放在枕头中央，枕头中央高度以 8～15 cm 为宜，枕头两端应比中央高出 10 cm 左右。

3．体位护理

护理员应指导老年人纠正头颈部的不良体位，协助其保持正确的体位，以保持头、颈、胸的正常生理曲线为准；嘱老年人平时低头阅读应经常变换姿势，不宜保持一个姿势过久，且不要过度扭曲颈部。

（二）病症护理

1．病情观察

护理员应监测老年人的生命体征，注意观察其是否出现头晕、恶心以及躯体运动功能障碍等症状；对佩戴颈托的老年人，应注意观察其颈部皮肤情况，避免出现压力性损伤。

2．用药护理

护理员应遵医嘱给予老年人按时用药，用药期间应注意观察药效及不良反应。例如，使用激素类药物时，需要遵医嘱给予其胃黏膜保护剂，避免发生胃溃疡；使用镇痛药物易出现消化道症状，可在饭后给药，并注意密切观察。如老年人发生不良反应，应立即通知医务人员。

3．并发症的预防

患颈椎病的老年人易出现跌倒、吞咽障碍、截瘫、肌肉萎缩等并发症，护理员应积极配合医务人员治疗，预防并发症。

4．康复护理

对非手术治疗的老年人，在治疗期间，护理员可指导其进行颈部保健操；对接受颈椎牵引治疗的老年人，护理员需安排其牵引后卧床休息，避免颈部的剧烈运动。对手术治疗的老年人，待术后病情稳定后，须佩戴颈托固定颈部，保持制动。充气式颈托如图 7-8 所示。还可协助老年人适当活动肩部，以带动颈部肌肉活动。

老年人颈部保健操

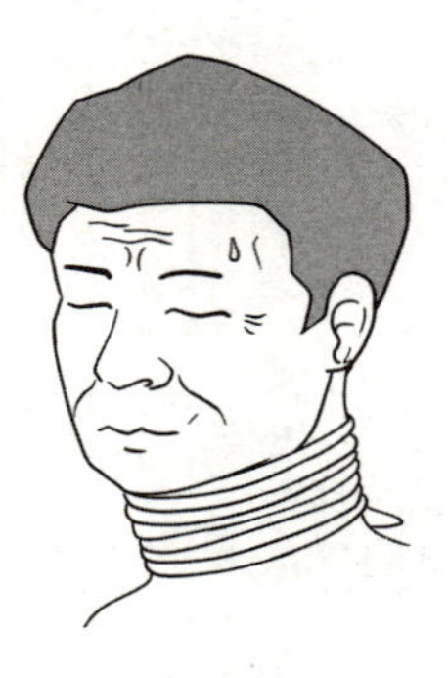
（a）充气前

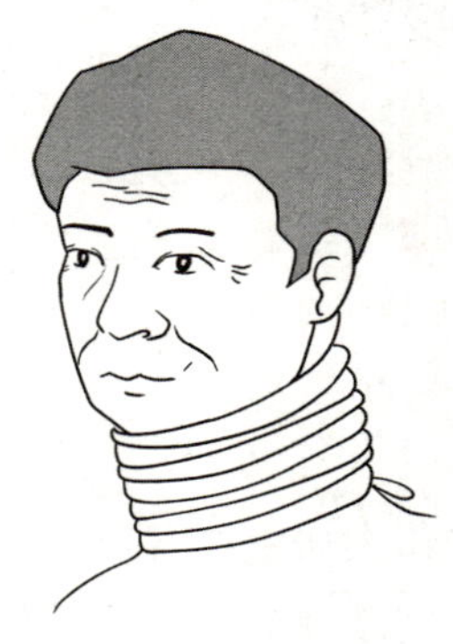
（b）充气后

图 7-8　充气式颈托

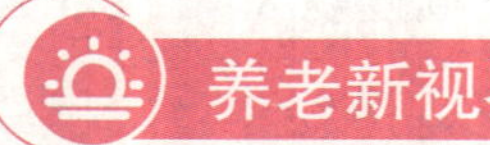

颈椎病患者康复操

康复操可改善颈椎病患者颈部的血液循环，松解粘连、痉挛的软组织，无颈椎病者练习也可起到预防作用。具体方法如下：

（1）姿势准备：两脚分开与肩同宽，两臂自然下垂，全身放松，两眼平视，均匀呼

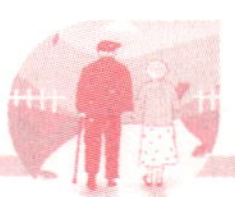

吸，站立位、坐位均可。

(2) 双掌擦颈：十指交叉贴于后颈部，左右来回摩擦 100 次。

(3) 左顾右盼：头先向左后方转动再向右后方转动，幅度宜大，以自觉酸胀为宜，重复 30 次。

(4) 前后点头：头先前伸再后缩，前伸时颈项尽量拉长，重复 30 次。

(5) 旋肩舒颈：双手置两侧肩部，掌心向下，两臂先由后向前旋转 20～30 次，再由前向后旋转 20～30 次。

(6) 颈项争力：两手紧贴大腿两侧，两腿不动，头转向左侧时，上身转向右侧；头转向右侧时，上身旋向左侧，各重复 10 次。

(7) 摇头晃脑：头依次向左方、前方、右方、后方旋转，重复 5 次；再反方向旋转 5 次。

(8) 头手相抗：双手交叉紧贴后颈部，双手向前用力顶头颈，头颈向后用力顶双手，互相抵抗 5 次。

(9) 翘首望月：头用力左旋，并尽量后仰，眼看左上方 5 s；复原后，再旋向右，看右上方 5 s。

(10) 双手托天：双手上举过头，掌心向上，头后仰，仰视手背 5 s。

资料来源：董健，《颈椎病患者，日常有哪些需要注意的?》，中华医学会官网，2022 年 6 月 13 日，有改动

（三）心理护理

当颈椎病症状严重时，老年人的生活质量会下降，因而容易出现烦躁、焦虑、失眠等不良心理。护理员应及时与老年人沟通交流，纾解其不良心理；应指导老年人正确认识颈椎病，使其积极配合治疗；应时刻给予老年人鼓励和安慰，使其树立战胜疾病的信心。

任务实施

护理王爷爷

【任务背景】

医生建议王爷爷结合药物治疗、物理治疗和调整生活方式等来综合治疗疾病，并定期到医院复查。由于王爷爷的家人平时工作繁忙，无法经常陪伴其到医院做治疗，于是便为王爷爷寻找了一家医养结合养老院，希望得到专业的治疗与护理。王爷爷入院后，由经验丰富的护理员小张为其提供护理服务。

【任务要求】

(1) 以小组为单位，每组 6～8 人。

(2) 组内成员根据任务导入和任务实施的情景，结合本任务所学内容，扩写情景剧剧本，剧本内容应包括护理员小张对王爷爷日常生活、病症及心理等方面的护理。

（3）各组派两人上台表演，一人扮演王爷爷、一人扮演护理员小张。演练完成后，任课教师点评。

项目检测

一、填空题

1. 急性疼痛常与__________有关，也可由__________引起。

2. 创伤 48 h 内肿胀可给予局部__________，以降低毛细血管通透性，减少渗出，减轻肿胀。

3. 骨质疏松症是一种以骨量降低和骨组织微结构损坏导致__________、__________为特征的全身性骨病。

4. 类风湿性关节炎患者的关节表现为__________、__________、__________和__________。

5. 颈椎病分为__________、__________、__________和__________四种类型。

二、判断题

1. 对疼痛卧床休息的老年人，护理员应保持老年人体位始终不变。（　　）

2. 对创伤所致畸形的老年人，应对其患部予以制动。（　　）

3. 补充足够的蛋白质、多进食富含异黄酮类的食物不仅有助于骨质疏松症和脆性骨折的治疗，对保持骨量也有一定作用。（　　）

4. 类风湿性关节炎常用温水浴进行物理治疗，水温为 32～36℃。（　　）

5. 空腹服用非甾体抗炎药可出现胃肠道反应，应在饭后给药。（　　）

6. 如老年人关节经常出现肿胀，应协助其增加行走距离以适应关节变化。（　　）

7. 患颈椎病的老年人睡眠时以仰卧为主，头应放在枕头中央，枕头中央高度以 8～15 cm 为宜，枕头两端应比中央高出 10 cm 左右。（　　）

8. 对手术治疗颈椎病的老年人，待术后病情稳定后，应立刻指导其做颈部康复训练。（　　）

三、简答题

1. 简述老年人运动系统肿胀的护理措施。

2. 简述颈椎病的预防措施。

四、案例分析题

刘爷爷，70 岁，最近几个月出现腰背疼痛、乏力，并且经常感到胸闷和呼吸困难。入院查体显示骨密度较低。

请回答以下问题：

1. 初步判断刘爷爷的疾病。

2. 请简述该病的治疗要点。

3. 请为刘爷爷制订护理方案。

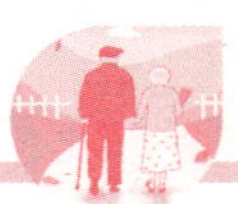

项目学习成果评价

请各位同学根据表 7-1 的评价标准，结合自己的课上学习情况、任务实施和项目检测的完成情况，评价本项目的学习成果，并请任课教师评价打分。

表 7-1　项目学习成果评价表

<table>
<tr><td>班级</td><td></td><td>组号</td><td></td><td>日期</td><td></td></tr>
<tr><td>姓名</td><td></td><td>学号</td><td></td><td>任课教师</td><td></td></tr>
<tr><td>项目名称</td><td colspan="5">老年人运动系统常见疾病预防与护理</td></tr>
<tr><td rowspan="2">评价项目</td><td rowspan="2">评价标准</td><td rowspan="2">分值</td><td colspan="2">评分</td></tr>
<tr><td>自评分</td><td>师评分</td></tr>
<tr><td rowspan="4">知识</td><td>掌握老年人运动系统疾病常见的症状和体征及其护理措施</td><td>15</td><td></td><td></td></tr>
<tr><td>掌握老年人运动系统常见疾病的预防和护理措施</td><td>20</td><td></td><td></td></tr>
<tr><td>熟悉老年人运动系统常见疾病的发病原因和症状</td><td>5</td><td></td><td></td></tr>
<tr><td>了解老年人运动系统常见疾病的治疗要点和常见的辅助检查项目</td><td>5</td><td></td><td></td></tr>
<tr><td rowspan="2">技能</td><td>能够做好老年人运动系统疾病的预防工作</td><td>15</td><td></td><td></td></tr>
<tr><td>能够根据病情为患运动系统疾病的老年人制订合理的护理方案</td><td>20</td><td></td><td></td></tr>
<tr><td rowspan="2">素养</td><td>热爱社会主义老龄事业，培养为老服务、脚踏实地、乐观向上、勇于奋斗、终身学习的职业精神</td><td>10</td><td></td><td></td></tr>
<tr><td>培养刻苦勤奋、严谨求实的学习态度，学会关心、爱护、尊重老年患者</td><td>10</td><td></td><td></td></tr>
<tr><td colspan="2">合计</td><td>100</td><td></td><td></td></tr>
<tr><td colspan="3">总分（自评分×40%＋师评分×60%）</td><td colspan="2"></td></tr>
<tr><td>自我评价</td><td colspan="4"></td></tr>
<tr><td>教师评价</td><td colspan="4"></td></tr>
</table>

项目八
老年人感觉器官常见疾病预防与护理

项目导读

随着岁月的流转，老年人的身体步入了一个自然且不可逆转的衰老过程，其中，感觉器官——眼、耳、皮肤等，作为与外界环境互动的重要窗口，其功能的逐渐衰退显得尤为突出。这种衰退不仅悄然影响着老年人的视觉清晰度、听力敏锐度及触觉敏感度，还直接波及他们的日常生活自理能力、情绪状态，乃至整体生活质量与安全。

在此背景下，深入探究和掌握老年人感觉器官常见疾病的预防知识、精细化的护理技巧及适时有效的干预策略，成为护理员不可或缺的职责。多层面促进老年人感觉器官功能的恢复，确保他们在晚年依然能够享受丰富多彩、安全无忧的生活，不仅是对老年个体福祉的深情守护，更是对构建和谐、包容、关爱的老龄化社会的坚定承诺。

知识目标

- 熟悉老年人感觉器官常见疾病的发病原因和症状。
- 了解老年人感觉器官常见疾病的治疗要点和常见的辅助检查项目。
- 掌握老年人感觉器官常见疾病的预防和护理措施。

技能目标

- 能够做好老年人感觉器官疾病的预防工作。
- 能够根据病情为患有感觉器官疾病的老年人制订合理的护理方案。

素质目标

- 培育劳模精神、劳动精神、工匠精神，弘扬劳动光荣、技能宝贵、创造伟大的时代精神，具备与护理员职业发展相适应的劳动素养、劳动技能。

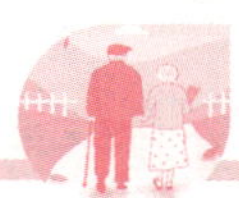

任务一　掌握老视的预防与护理措施

任务导入

刘爷爷非常喜欢阅读和书法，每天除了吃饭、睡觉，基本把所有的时间都花在了这两大爱好上。最近他发现自己看近处的东西越来越费力，需要拿远才能看清楚。这给他带来了很大的不便。

刘爷爷的子女不在本地，于是便委托社区的护理员小王带刘爷爷去眼科诊所检查。医生说刘爷爷所经历的视力问题是老视的典型症状。为了解决这个问题，医生为刘爷爷配了一副合适的眼镜。戴上眼镜后，刘爷爷发现自己的视力得到明显的改善，能够清楚地看到近处的物体和文字。

仔细阅读上述案例并思考：

引起老视的原因有哪些，刘爷爷佩戴的眼镜与近视镜有什么区别？

一、疾病概述

老视俗称“老花眼”，是指由年龄增长所致的视力生理性调节减弱的现象，多于40～45岁开始出现。老视是一种生理现象，不属于屈光不正。远视患者老视出现较早，而近视患者老视出现较晚。

养老小贴士

屈光不正是指在眼调节放松的状态下，来自5 m以外的平行光线经过眼的屈光系统后，不能清晰成像的现象，包括近视、远视和散光。

（一）症状

1．视力减退

视力减退主要表现为视近物能力减退，近距离工作或阅读困难，例如，看书时看不清较小的字体，会不自觉地将书本放远阅读。

2．视疲劳

视疲劳主要表现为阅读时常伴有眼胀、头痛，阅读时间缩短，休息片刻后症状缓解。

（二）常见的辅助检查

老视常见的辅助检查项目为验光，可确定老视的程度。

（三）治疗要点

1．配镜治疗

老视患者使用的镜片为凸透镜。凸透镜对光有会聚作用，可以使物像前移落在视网膜上，从而校正老视。

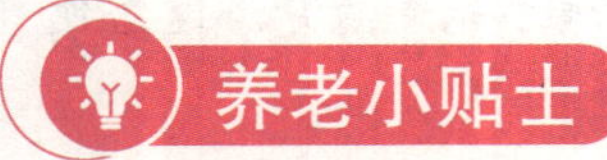

外界物体散发的光线通过眼的光学系统折射后，只有聚集在视网膜上，才能形成清晰的视觉。发生老视后，光学系统的折射能力发生改变，使光线聚集在视网膜后方，造成视物模糊。

2．手术治疗

手术治疗方式主要包括传导性角膜成形术和巩膜扩张术等。

二、预防措施

（1）指导老年人养成良好的用眼习惯。避免老年人在光线昏暗的环境下阅读，避免阅读字体过小、模糊不清的读物，避免长时间阅读或看电视、手机。

（2）为老年人提供富含维生素 A、维生素 C 和维生素 E 的食物，以增强眼的抗氧化能力，延缓眼的衰老。

三、护理措施

（一）生活护理

1．环境护理

充足的照明可以增加阅读物与背景的对比度，增强所视物的清晰度。同时，照明度增加可使瞳孔缩小，提高视力。

2．休息护理

护理员应嘱老年人定时闭眼休息，指导老年人养成良好的用眼习惯，避免长时间阅读或看电视、手机等。

3．正确佩戴眼镜

护理员应指导老年人正确佩戴眼镜。例如，指导老年人双手摘戴眼镜，以避免镜架变形；保持镜片清洁，可先用清水冲洗，再用专用眼镜布吸干镜片上的水滴，以保持镜片良好

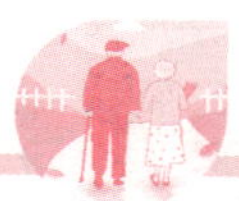

的透光性；放置眼镜时，将镜片凸面向外，不要与较硬物品或化学物品接触，以避免磨损与腐蚀；定期去医院检查视力，及时调整镜片的度数。

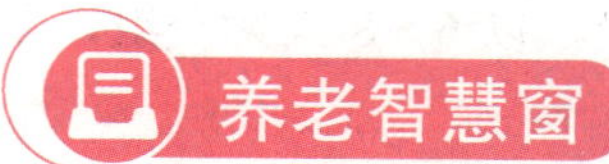

老花镜佩戴的误区

误区 1：普通商店随便选一副老花镜

普通商店的老花镜都是成品，往往双眼镜片的度数相同且瞳距固定。但实际上每个人双眼的老花程度不尽相同，有的人还存在散光、近视等问题，瞳距也是因人而异。所以，普通商店的成品老花镜不但度数、瞳距误差较大，还可能会诱发头晕、眼胀等视疲劳症状。

误区 2：一副老花镜佩戴多年

随着年龄的增长，老花度数也会缓慢加深，每 3～5 年增加约 50 度。因此，老年人应每隔两年做一次验光及眼底检查，如果戴镜视物不清或视物不适，应及时复查。

误区 3：夫妻共用一副老花镜

夫妻双方的老花程度、瞳距、散光程度等可能都不同。如使用同一副老花镜，则不适配的一方看东西时会产生棱镜效应，容易出现头晕眼花。

误区 4：老花“没了”要当心

有一些老年人会发现看书、看报逐渐不需要戴老花镜了。出现这种情况，可能是因为白内障或者糖代谢异常等导致晶状体变凸，引起近视，代偿了视近物不清的情况。

资料来源：陈易、刘政宁，《这些老花眼的常见误区要避开》，人民网，2024 年 1 月 25 日，有改动

（二）心理护理

老年人可能担心行走过程中出现跌倒等意外伤害，而表现得非常谨慎、胆小，甚至拒绝外出活动。护理员应向老年人解释老视的相关知识，以解除老年人的顾虑和不良情绪，使其保持身心健康。同时，应及时与老年人沟通、交流，使其积极配合老视的矫治，减缓视力下降。

任务实施

为刘爷爷制订护理方案

【任务背景】

小王认真仔细地了解了老视的基本知识，以便更好地帮助刘爷爷管理老视症状，同时在生活上为刘爷爷提供了细心的帮助，以确保刘爷爷的生活质量不受视力问题的影响。此外，

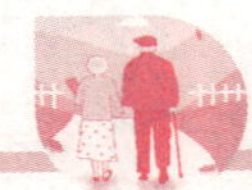

小王也给予了刘爷爷情感上的支持，帮助他适应视力变化带来的挑战。

【任务要求】

（1）请根据本任务所学知识，结合任务导入和任务实施的背景，以6～8人为一组，帮助小王为刘爷爷制订一份详细的护理方案，并形成书面内容。

（2）各组派1人上台分享本组制订的护理方案，由任课教师进行评分。

任务二 掌握老年性聋的预防与护理措施

任务导入

吴奶奶，68岁，退休后一直帮助在外地居住的儿子和儿媳带孙子。前几天，吴奶奶带孙子去公园游玩，由于天气较冷且过于劳累，回家后便出现了发热、咳嗽、耳鸣的症状。吴奶奶身体恢复后，感觉听力明显下降，他人说话太快时经常听不清楚。同时，由于自己的方言口音较重，与孙子和当地邻居的交流也变得更加不顺畅。对此，吴奶奶感到非常苦恼。

仔细阅读上述案例并思考：

吴奶奶的听力出现了什么问题，应该如何帮助吴奶奶改善听力问题？

一、疾病概述

老年性聋是指由老年人听觉系统退行性病变引起的双耳听力进行性下降，是老年人最常见的听力障碍类型。随着年龄的增长，老年人的内耳及听神经出现退行性病变，中枢神经发生萎缩，致使听力下降。

（一）症状

1．双侧感音神经性聋

老年性聋属于感音神经性聋，双侧耳聋程度相似，呈缓慢进行性加重。

养老小贴士

感音神经性聋是指由内耳、听神经或听觉中枢受损，致使声音的感受与神经冲动的传导发生障碍，引起的听力下降或消失。

2．高频听力下降

老年性聋早期主要以高频听力损害为主，逐渐累及中频和低频听力。例如，老年性聋患

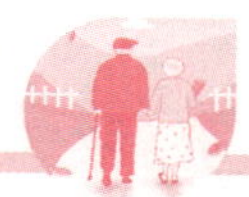

者最开始只对汽车鸣笛声、门铃声、电话铃声等高频声音的敏感性降低，而后逐渐发展为对所有声音的敏感性降低。

3．语言分辨能力降低

语言分辨能力降低主要表现为能够听见声音，但分辨困难、理解能力下降，与他人交谈困难。

4．耳鸣

老年性聋患者主要是出现高调性耳鸣，开始仅在深夜、安静时出现，随着症状加重可持续整日。

5．响度重振

响度重振表现为对较小的声音听不清楚，对较大的声音又听觉敏感、忍受度低，对声源的判断能力下降。

（二）常见的辅助检查

老年性聋主要的辅助检查项目为听力检查。听力检查可提示听力下降的程度、性质及病变的部位等。

（三）治疗要点

1．药物治疗

老年性聋常见的治疗药物包括扩血管药物、降低血液黏稠度药物、能量制剂和神经营养药物等。

老年人言语训练的几个常用方法

2．佩戴助听器

药物治疗无效者可选配助听器。

3．听觉训练

利用残余听力，通过长期、有计划的声音刺激，或通过言语训练，逐步培养老年性聋患者的聆听习惯，从而提高其听觉察觉、听觉注意、听觉定位，以及识别、记忆等方面的能力。

4．人工耳蜗植入

人工耳蜗是一种能把声信号转换成适当的电信号，直接刺激听神经产生听觉的电子装置。植入人工耳蜗能有效提高老年性聋患者的听力。

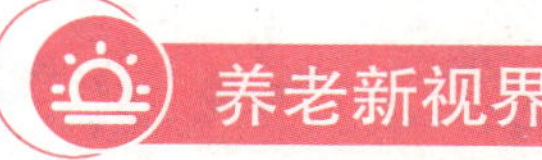

老年性聋不可逆，“耳背”要尽早干预

随着我国老龄化进程的加快，老年人听力健康已成为一个亟待关注的公共健康问题。在我国，老年性聋的发生概率并不低，第二次全国残疾人抽样调查结果显示：≥60岁的听力残疾老年人中，有66.87%是老年性聋引起的，而在65～75岁的老年人中，老年性聋的发病率达60%以上。

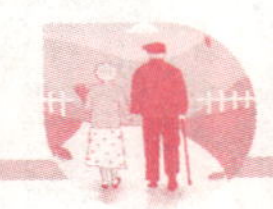

老年人如何看待听力健康，听力出现问题怎么办？农工党北京市东城区委和平里医院支部主委、北京和平里医院耳鼻咽喉科主任医师王岳衡，为公众解答了疑惑。

“通常，人在40岁以后，听力开始逐渐下降。每过10年，听力会下降约10 dB，到70岁时，听力可能比年轻时下降30 dB左右。”王岳衡解释，这种现象类似于中老年人出现的老视问题，都是人体自然衰老的表现。对老年人来说，听力损失问题越早干预，治疗效果越好，“尤其是老年性聋患者，更应尽早配戴助听器”。王岳衡提示，助听器是改善听力损失的有效工具，但购买助听器，一定要选择正规的助听器验配机构，确保设备的专业性和验配的科学性。此外，相比单耳配戴，双耳配戴助听器能显著提高对声音清晰度和方向的感知，有助于改善患者的整体听觉体验。

此外，积极控制高血压、高血脂、糖尿病等慢性疾病，也有利于预防听力进一步下降。王岳衡说：“慢性疾病会影响全身的血液循环，包括内耳的血液供应，因此，老年人定期体检，及时发现和治疗慢性疾病，也是保护听力的一种方式。”

资料来源：刘益伶，《老年性耳聋不可逆 “耳背”要尽早干预》，中国新闻网，2024年7月8日，有改动

二、预防措施

（1）日常生活和外出活动时，应加强对老年人听力的保护，使其避开吵闹环境，避免长期接触噪声。

（2）嘱老年人不要经常掏耳朵，以防止外耳道和鼓膜损伤。

（3）鼓励老年人积极治疗高血压、高血脂、脑动脉硬化及糖尿病等慢性疾病，以防止微循环障碍，延缓听力减退。

（4）定期带老年人监测听力，注意识别老年人耳聋的表现。若出现异常，应及时带其就诊，以尽早发现和治疗。

三、护理措施

（一）生活护理

1．环境护理

护理员应保持老年人生活环境安静，严禁噪声刺激。

2．活动护理

根据老年人的身体状况选择合适的运动项目，如散步、慢跑、打太极拳等，以促进全身血液循环，改善内耳的血液供应。还应避免老年人过度劳累和情绪紧张。

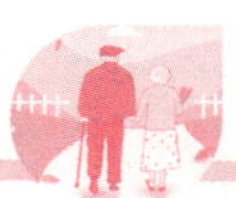

3．饮食护理

护理员应为老年人提供清淡的食物，减少其对动物性脂肪的摄入，嘱其多进食新鲜蔬菜、水果，多摄入可延缓耳聋加重的食物，如葛根、山药、核桃仁、黑豆、芝麻等。同时督促其戒烟、戒酒，以免尼古丁、乙醇损伤听神经。

（二）病症护理

1．病情观察

护理员应注意观察老年人的病情进展情况，若其听力障碍短期加重，则应立即送医，交由医务人员处理。

2．对症护理

护理员与老年人交谈前，应正面进入老年人的视线，并轻拍其肩部以引起注意；与老年人交谈时，应做到语速缓慢、吐字清楚，尽量使用短句传达信息，切忌高声喊叫；应对手机、电话等设置增音效果，将门铃和室内灯相连接，以防老年人接收不到信息。

3．用药护理

护理员应遵医嘱给予老年人耳毒性小的药物，且用药剂量不可过大、服药时间不可过长，并注意观察用药后的不良反应；避免老年人服用庆大霉素、链霉素等具有耳毒性的药物。

4．助听器的保养

护理员应每天使用专用毛刷或软布清洁助听器的各个部位，注意不可使用清洁液，也不可使用电吹风等干燥工具；当老年人洗漱、沐浴时，应嘱其取出助听器，以防受潮损坏；当老年人长时间不使用助听器时，应将助听器的电池取出并放置于阴凉、干燥处单独保存。

（三）心理护理

老年人患老年性聋后，由于与外界的沟通和联系产生障碍，与他人的交流减少，因此易出现自卑、焦虑、抑郁、社交障碍等心理问题。护理员可通过写字、手语等交流方式与老年人耐心沟通，给予他们情感支持，帮助其解除顾虑，增强治疗的信心。

任务实施

帮助吴奶奶正确应对耳聋

【任务背景】

吴奶奶的儿子听从了医生的指导和建议，为她购买了合适的助听器以改善她的听力障碍。但吴奶奶暂时还不太适应，且一时接受不了自己耳聋，加上照顾孙子也变得吃力，每天都忧心忡忡。见此情景，吴奶奶的儿子请来了和她来自同一地方的护理员小陈为她提供帮助和指导。

【任务要求】

（1）以小组为单位，每组 6～8 人。

（2）组内成员根据任务导入和任务实施的情景，结合本任务所学内容，扩写情景剧剧本，剧本内容应包括护理员小陈对吴奶奶日常生活、病症、心理及助听器的使用和保养等方面的指导。

（3）每组派两人上台表演，一人扮演吴奶奶、一人扮演护理员小陈。演练完成后，任课教师点评。

任务三　掌握压疮的预防与护理措施

任务导入

黄奶奶，80 岁，因脑梗死后遗症而长期卧床不起。最近，家属发现她骶尾部的皮肤红肿，中央还有一些水疱，遂立即联系社区医生。经过检查，医生诊断黄奶奶骶尾部的皮肤损伤是压疮，且已达Ⅱ期。

仔细阅读上述案例并思考：

压疮是由什么原因引起的，可分为几期？护理员应该如何预防和护理压疮？

一、疾病概述

压疮又称压力性溃疡，是指局部组织因长时间受压，血液循环障碍，持续缺血、缺氧、营养不良，而导致的软组织溃烂和坏死的病理现象。压疮本身不是疾病，而是由某些原发病没有得到很好的护理引起的并发症。压疮不仅会给患者带来痛苦、延误原发病的治疗，严重时还可继发感染，甚至危及生命。

（一）发生原因

1．局部组织长期受压

造成压疮的力学因素主要是压力、摩擦力和剪切力，压疮通常是由其中的 2～3 种力联合作用而导致的，各个力的作用方向如图 8-1 所示。卧床患者长时间不改变体位时，局部组织长期受到上述物理力的压迫，使局部血液循环障碍，进而引起软组织溃烂、坏死，出现压疮。

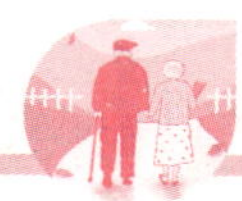

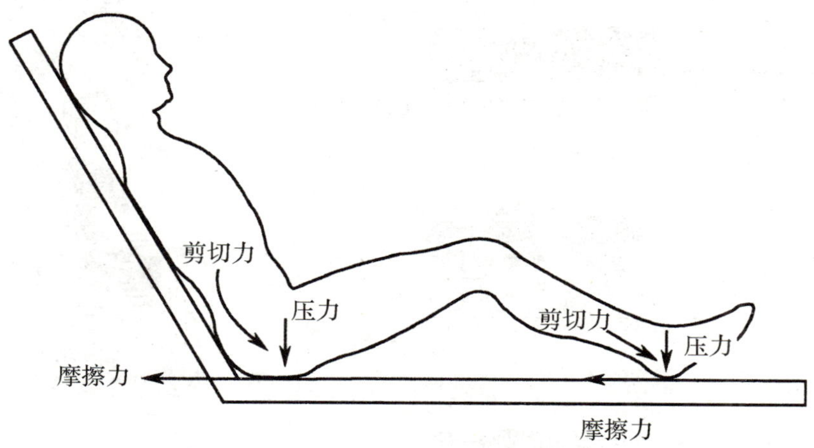

图 8-1　压疮发生的力学因素

2．皮肤频繁受排泄物或潮湿刺激

汗液、大小便、伤口引流液、渗出液等物质的频繁刺激，可使皮肤的酸碱度发生改变，使皮肤组织易破损而继发感染。潮湿的皮肤环境不仅有利于各种细菌滋生，还会使皮肤屏障受损、耐受性降低。

3．全身营养不良或水肿

长期营养不良者皮下脂肪减少、肌肉萎缩，受压处缺乏肌肉和脂肪组织的保护，易出现血液循环障碍而发生压疮；水肿患者的皮肤变薄，受力后易破损。

4．年龄较大

老年人的皮肤在解剖结构、生理功能及免疫功能等方面均出现衰退现象，表现为皮肤松弛、干燥、缺乏弹性，皮下脂肪萎缩、变薄，皮肤的抵抗力下降、对外部环境反应迟钝，皮肤血流速度下降且血管脆性增加，导致皮肤易损性增加。

（二）症状

1．压疮的多发部位

压疮多发生于缺乏脂肪组织保护、无肌肉包裹或肌层较薄、经常受压的骨隆突处，且体位不同、受压点不同，多发部位也不同，如图 8-2 所示。

（1）仰卧位：多发于枕骨粗隆、肩胛部、肘部、骶尾部、足跟。

（2）侧卧位：多发于耳郭、肩峰、肋部、髋部、膝部、踝部。

（3）俯卧位：多发于耳郭和面颊、肩峰、女性乳房、男性生殖器、髂前上棘、膝部、足趾部。

（4）坐位：多发于坐骨结节。

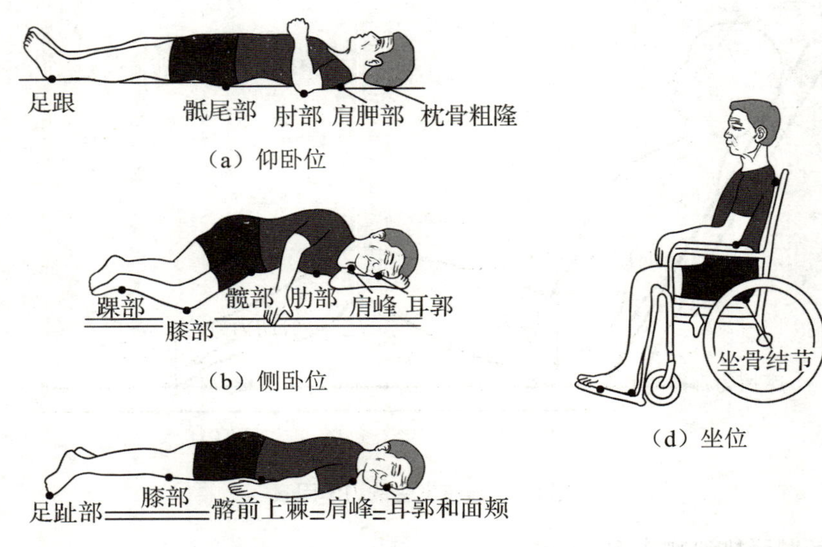

图 8-2　压疮多发部位

2．压疮的分期

（1）淤血红润期（Ⅰ期）。此期为压疮初期。局部皮肤受压或受潮湿刺激后，出现暂时性的血液循环障碍，表现为红、肿、热、麻木或触痛，解除压力 30 min 后，皮肤颜色不能恢复至正常。有的可无肿热反应。此期为可逆性改变，如及时去除致病原因、加强预防措施，可阻止压疮的发展。

（2）炎性浸润期（Ⅱ期）。红肿部位持续受压，血液循环仍得不到改善，静脉回流受阻，局部静脉淤血。受压部位转为紫红色，皮下产生硬结，表皮因水肿变薄而出现水疱并极易破溃。此期患者有疼痛感。

（3）浅度溃疡期（Ⅲ期）。静脉回流严重障碍，皮肤淤血至血栓形成，组织缺血、缺氧。全层皮肤破损，表皮水疱破溃，暴露出潮湿红润的创面，创面有黄色渗出液，感染后表面可有脓液覆盖，浅层组织坏死，溃疡形成。此期患者疼痛感加剧。

（4）坏死溃疡期（Ⅳ期）。此期为压疮的严重期。坏死组织侵入真皮下层和肌肉层，脓性分泌物增多，坏死组织发黑、有臭味，感染向周围及深部扩展，可达骨骼。严重者细菌毒素入血，引起败血症，造成全身感染，危及生命。

（三）治疗要点

压疮的治疗原则包括以下几个方面：① 积极治疗原发病；② 增加全身营养，增加蛋白质、维生素和微量元素的摄入；③ 重视创面的保护，降低感染的概率。

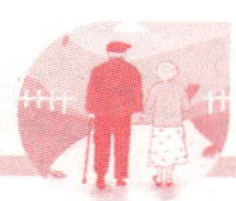

二、预防措施

Braden 压疮风险评估量表

绝大多数的压疮是能够预防的，预防的关键在于消除诱发因素。为预防老年人发生压疮，护理员应做到勤观察、勤翻身、勤按摩、勤擦洗、勤整理、勤更换，具体措施如下。

（一）避免局部组织长期受压

1．经常更换体位

护理员应每隔 2 h 为老年人翻身 1 次，必要时每隔 1 h 翻身 1 次，有条件时可使用电动翻转床帮助老年人翻身。

2．保护骨隆突处和支持身体空隙处

对有压疮发生风险的老年人，护理员为其妥当安置体位后，可在其身体空隙处垫软枕，或在其骨隆突处和易受压部位垫海绵垫、水褥、气垫褥等，以增大支撑身体重量的面积，减少骨隆突部位皮肤所受到的压强。

3．正确使用矫正器械

部分老年人需要使用石膏绷带、夹板、牵引或其他矫正器械进行矫正治疗。护理这类老年人时，护理员应注意使其衬垫保持平整、柔软、松紧度适宜，尤其注意骨隆突处的衬垫；应仔细观察局部和肢端皮肤颜色、温度的变化情况；应注意观察矫正器械的使用情况，如发现石膏绷带过紧或凹凸不平，应立即通知医务人员调整。

（二）避免局部受潮湿、摩擦刺激

1．保持皮肤清洁干燥

对大小便失禁、呕吐和易出汗的老年人，护理员应及时为其擦洗干净皮肤，并及时更换衣服、被单，如发现老年人伤口有分泌物，应立即通知医务人员更换敷料。

2．正确使用便器

为卧床老年人使用便器时，应选择无破损的便器，操作时应轻缓抬起老年人的腰骶部，不要强塞硬拉。有条件时可在便器边缘垫纸或布垫，以防擦伤皮肤。

（三）促进血液循环

1．全范围关节运动

全范围关节运动是指根据某一特定关节可以活动的范围，对该关节进行屈曲和伸展运动，以维持关节可动性的一种有效的锻炼方法。对长期卧床的老年人，护理员可每天对其进行全范围关节运动，以维持其关节的活动性和肌肉的张力，促进肢体的血液循环。

2．定期温水擦浴、按摩

护理员应经常为老年人进行温水擦浴，并搭配局部按摩，这样不仅能清洁皮肤，还可以促进血液循环，改善局部皮肤的营养状况，增强皮肤的抵抗力。

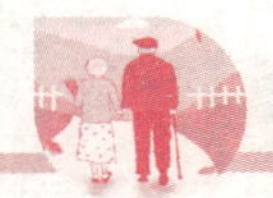

（四）改善机体的营养状况

对长期卧床的老年人或病重者，护理员应注意对其进行营养支持，以防营养不良导致压疮或影响压疮愈合。护理员应为老年人提供高能量、高蛋白、高维生素及富含锌元素的食物，以增强抵抗力及组织修复能力。

三、护理措施

（一）淤血红润期（Ⅰ期）

此期的护理重点是避免诱因。护理员应为卧床老年人增加翻身次数，防止局部皮肤继续长时间受压，翻身时动作要轻柔，以避免翻身时摩擦力过大对其皮肤产生刺激；应及时为老年人整理床铺，使其床单位保持整洁、干燥、无碎屑；应保持老年人皮肤干燥，及时为其清理排泄物，以避免潮湿和排泄物对其皮肤产生刺激；应为老年人按摩以改善局部的血液循环；应加强对老年人的营养供给，以增强机体抵抗力。

（二）炎性浸润期（Ⅱ期）

此期的护理重点是保护皮肤、避免感染。护理员除应继续加强淤血红润期的护理措施外，还应保护老年人压疮局部未破的小水疱，减少摩擦，防止感染，使皮肤自行吸收；遵医嘱每天或隔天为老年人进行物理治疗，如紫外线照射治疗或红外线照射治疗，以促进恢复。

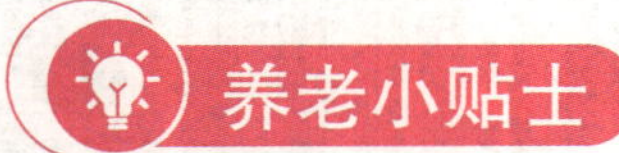

紫外线照射具有消炎作用，同时还能使皮肤干燥。而红外线照射不仅具有消炎效果，还能促进血液循环和增强细胞的功能，有利于组织的再生与修复。

（三）浅度溃疡期（Ⅲ期）

此期的护理重点是解除压迫、清洁创面、促进愈合。护理员应保持老年人压疮局部的清洁干燥，可遵医嘱使用物理疗法，例如，使用鹅颈灯（利用红外线及可见光的辐射热产生热效应）照射创面，照射距离为 25 cm，每天 1～2 次，每次 10～15 min。

（四）坏死溃疡期（Ⅳ期）

此期的护理重点是清洁创面、去腐生新。对创面感染较轻者，护理员可先用无菌生理盐水为其清洗创面，再用无菌凡士林纱布及敷料包扎，每 1～2 天更换一次敷料；对溃疡较深、引流不畅者，则可用 3%过氧化氢溶液冲洗，以抑制厌氧菌的生长。

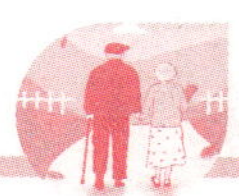

任务实施

为黄奶奶制订护理方案

【任务背景】

经询问医生得知压疮的发生原因后，黄奶奶的子女因缺少专业的护理知识、没有照顾好黄奶奶而非常自责。为了让黄奶奶的压疮能够尽快痊愈，在医务人员的建议下，黄奶奶的子女为她寻找了护理员小苏，希望能够借助专业人员的力量，让黄奶奶得到更细心的照料。

【任务要求】

（1）请根据本任务所学知识，结合任务导入和任务实施的背景，以 6～8 人为一组，帮助小苏为黄奶奶制订一份详细的护理方案，并形成书面内容。

（2）各组派 1 人上台分享本组制订的护理方案，由任课教师进行评分。

项目检测

一、填空题

1．老视的视力减退症状主要表现为视__________能力减退。

2．老年性聋属于__________，双侧耳聋程度相似，呈缓慢进行性加重。

3．老年性聋的治疗要点包括__________、__________、__________和__________。

4．采取坐位时，压疮的好发部位为__________。

5．压疮的发展分为__________、__________、__________和__________四个时期。

二、判断题

1．护理员应尽量降低老年人居室内的照明度，以防光线刺激。（　　）

2．护理员与患老年性聋的老年人交谈前，应正面进入其视线，轻拍其肩部以引起注意。（　　）

3．护理员应每天使用专用毛刷或软布清洁老年人助听器的各个部位，注意不可使用清洁液，也不可使用电吹风等干燥工具。（　　）

4．护理员应经常为老年人掏耳朵，以防止耵聍堵塞耳道影响听力。（　　）

5．Ⅰ期压疮表现为皮肤因水肿变薄而出现水疱，且水疱极易破溃。（　　）

6．为预防压疮，护理员应每隔 4 h 为老年人翻身 1 次。（　　）

三、简答题

1．简述老视的症状。

2．简述老年性聋的护理措施。

3．简述压疮的预防措施。

项目学习成果评价

请各位同学根据表 8-1 的评价标准，结合自己的课上学习情况、任务实施和项目检测的完成情况，评价本项目的学习成果，并请任课教师评价打分。

表 8-1　项目学习成果评价表

<table>
<tr><td>班级</td><td></td><td>组号</td><td></td><td>日期</td><td></td></tr>
<tr><td>姓名</td><td></td><td>学号</td><td></td><td>任课教师</td><td></td></tr>
<tr><td>项目名称</td><td colspan="5">老年人感觉器官常见疾病预防与护理</td></tr>
<tr><td rowspan="2">评价项目</td><td rowspan="2" colspan="2">评价标准</td><td rowspan="2">分值</td><td colspan="2">评分</td></tr>
<tr><td>自评分</td><td>师评分</td></tr>
<tr><td rowspan="3">知识</td><td colspan="2">掌握老年人感觉器官常见疾病的预防和护理措施</td><td>20</td><td></td><td></td></tr>
<tr><td colspan="2">熟悉老年人感觉器官常见疾病的发病原因和症状</td><td>10</td><td></td><td></td></tr>
<tr><td colspan="2">了解老年人感觉器官常见疾病的治疗要点和常见的辅助检查项目</td><td>10</td><td></td><td></td></tr>
<tr><td rowspan="2">技能</td><td colspan="2">能够做好老年人感觉器官疾病的预防工作</td><td>20</td><td></td><td></td></tr>
<tr><td colspan="2">能够根据病情为患感觉器官疾病的老年人制订合理的护理方案</td><td>20</td><td></td><td></td></tr>
<tr><td>素养</td><td colspan="2">培育劳模精神、工匠精神，弘扬劳动光荣、技能宝贵、创造伟大的时代精神，具备与护理员职业发展相适应的劳动素养、劳动技能</td><td>20</td><td></td><td></td></tr>
<tr><td colspan="3">合计</td><td>100</td><td></td><td></td></tr>
<tr><td colspan="3">总分（自评分×40%＋师评分×60%）</td><td colspan="3"></td></tr>
<tr><td>自我评价</td><td colspan="5"></td></tr>
<tr><td>教师评价</td><td colspan="5"></td></tr>
</table>

参考文献

[1] 程桂玲，吴岸晶．老年人常见病预防与照护［M］．北京：化学工业出版社，2022.

[2] 李惠菊，迟玉芳，卜小丽．老年常见病的预防与照护［M］．北京：北京大学医学出版社，2022.

[3] 方荣华，邓学学，张剑书．老年慢性病居家照护［M］．北京：科学出版社，2022.

[4] 谈玲芳．老年疾病预防与护理［M］．北京：中国人民大学出版社，2018.

[5] 人力资源社会保障部教材办公室．养老护理员：基础知识．［M］．北京：中国劳动社会保障出版社，2019.

[6] 尤黎明，吴瑛．内科护理学［M］．7 版．北京：人民卫生出版社，2022.

[7] 李乐之，路潜．外科护理学［M］．7 版．北京：人民卫生出版社，2021.

[8] 葛均波，王辰，王建安．内科学［M］．10 版．北京：人民卫生出版社，2024.

[9] 陈孝平，张英泽，兰平．外科学［M］．10 版．北京：人民卫生出版社，2024.

[10] 中国营养学会．中国居民膳食营养素参考摄入量（2023 版）［M］．北京：人民卫生出版社，2023.

[11] 中国医学装备协会呼吸病学专委会吸入治疗与呼吸康复学组．稳定期慢性气道疾病吸入装置规范应用中国专家共识（2023 版）［J］．中华结核和呼吸杂志，2023，46（11）：1055-1067.

[12] 中国高血压防治指南修订委员会，高血压联盟（中国），中国医疗保健国际交流促进会高血压病学分会，等．中国高血压防治指南（2024 年修订版）［J］．中华高血压杂志（中英文），2024，32（7）：603-700.

[13] 中国老年医学学会高血压分会，北京高血压防治协会，国家老年疾病临床医学研究中心（中国人民解放军总医院，首都医科大学宣武医院），等．中国老年高血压管理指南 2023［J］．中华高血压杂志，2023，31（6）：508-538.

[14] 中华医学会心血管病学分会，中国医师协会心血管内科医师分会，中国医师协会心力衰竭专业委员会，中华心血管病杂志编辑委员会．中国心力衰竭诊断和治疗指南 2024［J］．中华心血管病杂志，2024，52（3）：235-275.